「歯」を整えるだけで人生は変わる

世界のビジネスエリートが成功するために必ずやっていること

Things World's Successful People Do Definitely.

歯学博士
井上裕之
Hiroyuki Inoue

日本実業出版社

「歯」を整えるだけで人生は変わる

世界のビジネスエリートが成功するために必ずやっていること

井上裕之 著

はじめに

エリートは歯の大切さを知っている

仕事ができる人は、「歯」についても関心の高い人が多い……。それが、歯科医師でもあり著者でもある私の経験から来る率直な感想です。

「あ、この人の歯は不潔だな」

あなたにはそう思った経験はありませんか？　もしかすると、同じようにあなたも相手から「不潔だな」と思われているかもしれません。初対面の人は、必ずあなたの口元を見ています。人はまず相手の顔を認識するので、口元に目が行くのは当然のことです。

反対に、相手が血色のいい歯肉（歯茎）と白く美しく整った歯の持ち主だったらどうでしょうか？　それだけで好印象を持つことでしょう。

整った歯並び、白い歯、健康な歯茎……これらがそろった美しい口元は、清潔感、爽やかさ、はつらつとした明るい印象をもたらします。

手入れの行き届いた美しい歯の持ち主に対して、好感を抱きこそすれ、嫌悪感を抱く人はいないでしょう。

ビジネスシーンではよく「靴を見ればその人がわかる」と言いますが、靴は視界に入らないこともあります。見た目に重要だと言われている体型ですら、ある程度は衣服でカバーすることができます。

しかし歯は、一度コミュニケーションが生じれば、目に入らないことはありません。**外見、つまりその人の印象にダイレクトにつながるパーツの最たるものが「歯」なのです。**

「人は見た目が9割」という言葉にあるように、第一印象が与える影響は大きいものです。特に、不特定多数の人と会うことが多いビジネスの場では、第一印象がビジネスを左右すると言っても過言ではないでしょう。そのため、できるビジネスパーソンほど第一印象に気を使っています。

そしてもうひとつ大事なことがあります。それは、美しい口元はあなたの体を健康に保ってくれるということです。

肩こりや腰痛といった比較的身近な不調から、脳梗塞や心筋梗塞、糖尿病やアルツハイマー病など、生死にかかわる重大な疾患まで……これらを引き起こす原因のひとつが、歯（噛み合わせや歯周病などの口内環境）の不具合だということが、最新の医学で次々と明らかになっています。

書籍や雑誌、テレビなどでそういった情報を目にしたことがある人は多いのではないでしょうか。

歯がもたらす健康への影響は甚大で、そこに気がついているビジネスパーソンは皆、歯のメンテナンスに積極的です。

ビジネスパーソンは〝今こそ〟歯を磨け！

ニューヨークやボストンといったアメリカのビジネス都市で、「出世できないビジネスパーソン」の条件が3つあります。

ひとつは「太っている」こと、もうひとつが「煙草を吸う」ことです。

このふたつは、あなたもどこかで耳にしたことがあるのではないでしょうか。肥満にしても喫煙にしても「自己管理ができていない」証拠です。

「自己管理すらうまくできない人に、会社のマネジメントができるはずがない」、あるいは「自分さえコントロールできない人に、部下のコントロールなど任せることはできない」と思われてしまうのです。

そして、意外と知られていないのが、もうひとつの条件です。

それは「歯が汚い」こと。

アメリカでは、抜けた歯や黄ばんで汚れた歯はもちろんのこと、歯並びの悪さも、

「自己管理ができていない」と評価され、出世が遠のいてしまうと言います。

もっと言うならば、幼少期から歯科矯正をし、白く整った美しい口元を手に入れるのは、アメリカ人にとって「当たり前」。それができていないと、「当たり前のことさえできない、メンタルが貧困な人」「この人はきちんとした教育を受けていないのだろう」と思われてしまうのです。

アメリカに限った話ではありません。ヨーロッパでも「歯がきれいかどうか」が、採用や昇進の基準になることがあります。

そのため欧米のビジネスエリートは、ジムに通って体を引き締めるのと同じ感覚で、デンタルクリニックに通って、日頃から歯のケアを欠かさないのです。

ホンダの創業者である本田宗一郎氏は、ホンダの海外拠点のトップを日本に呼び戻して、彼らに歯の治療をさせていたと聞いたことがあります。

おそらく、欧米では歯の良し悪しで仕事ができるか否かを判断されることを知っていたのでしょう。

欧米と比較すると、日本人は歯の見た目を気にしていません。

しかし、歯の美しさが重視されるのが世界の常識であるなら、肥満や喫煙がそうであったのと同じように、今後は日本でも「歯を美しく保つこと」がビジネスエリートの常識となっていくのではないでしょうか。

逆に言えば、常識にしていかなければ、日本のビジネスパーソンは世界を舞台に結果を残すことができなくなると言えるでしょう。

グローバル化の一途をたどる現在において、日本のビジネスパーソンが海外のビジネスパーソンと一緒にビジネスをする機会は、今後ますます増えていくでしょう。そうした背景も、〝美しい口元が当たり前〟という時代へと後押しをすることになるはずです。

加えて、**今や人生100年時代。あなたがこれから何十年間、何歳まで健康に働き続けることができるかは、非常に重要な問題です。**

終身雇用で60歳定年が当たり前だった時代とは違い、今では70歳、80歳まで働き続けないと生活することが難しい時代になりつつあります。

公的年金制度の限界を政府が認め、国民に自助努力を求めたニュースは記憶に新しいところでしょう。夫婦で平均2000万円以上と言われる老後資金を、私たちは自分の力で賄っていく必要があるのです。

そのためには、より健康な体を保ち、より長く働き続け、より多く稼ぎ続けることが求められます。

仮にあなたに経済的不安がなく、早期に仕事をリタイアしたとしても、治療や介護を受けながらベッドの上ですごすようになるのでは、もったいないですよね。残る20〜30年を健康に、楽しくアクティブにすごすことができてこそ、幸せな人生と言えるのではないでしょうか。

「人生100年」を生き生きと生き切るためには、健康な体の維持は欠かすことができません。**そしてその健康を保つためのカギは、歯が握っているのです。**

白く、美しく整った口元が、人生を好転させる

私は北海道・帯広に歯科クリニックを構えてから25年間、のべ3万人以上の患者様と向き合ってきました。

患者様に安心して治療を受けていただけるよう、先進的かつ国際的に見ても高品質な医療を提供することを目指して、これまでやってきました。日本中、時に国外からも患者様が当院に足を運んでくださっており、テレビや新聞、雑誌などのメディアで取り上げていただくこともあります。

加えて、ビジネス・自己啓発書籍分野の著者として、これまで80冊以上の本を出版してきました。

「潜在意識」と「ミッション」を統合させた独自の成功哲学を提唱し、ビジネスをはじめとするさまざまなジャンルで執筆活動を行なっています。

全国各地でセミナーや講演会も行なっており、会場によっては1000人以上の人々の前で、自身の経験や価値ある生き方などをお話ししています。

歯科医師、そして著者――。このふたつの分野のプロフェッショナルとして本書でお伝えしたいこと。それは、**歯を適切にメンテナンスすることはすべての人、なかでもビジネスパーソンにとって必須のセルフマネジメントだということです。**

本書で紹介していく「歯の適切なメンテナンス」とは、以下の状態のことを言います。

- **整った歯並び**
- **白い歯**
- **健康な歯茎**

これらを実現するために、最善の治療、予防歯科、歯科医院での定期健診、自己メンテナンスをきちんと行なうことを指します。

特に海外をマーケットに働くビジネスパーソンであれば、白く整った美しい口元は、必要最低限「当たり前」のこと。

その大切な事実に、日本人だけが気づかず、世界標準から一歩も二歩もうしろを歩

いているという現実を、なんとか変えていきたいのです。

歯は、食事をするためだけのパーツではありません。

歯は、あなたの人生……考え方や物事との向き合い方といった〝生き方そのもの〟を、そのまま反映しています。そして、特にビジネスの現場において、歯に現れたあなたの生き方そのものが、周囲から見られ、チェックされ、ビジネスパーソンとしての評価の対象とされているのです。

しかし残念なことに、現状では多くの日本のビジネスパーソンが、歯と間違ったつき合い方をしています。なんとかしてその誤解を解きたい！　**歯と正しくつき合うことを学んで、ビジネスや人生そのものを好転させてほしいのです。**

これは、歯科医師として著者として、「日本に欧米と同じ、それ以上の新たな歯の文化を築きたい」という私の強い思いです。

歯を適切にメンテナンスすることで、見た目の印象はもちろん、健康、さらには自己管理能力が確実に改善・向上し、人生がよい方向へ加速していきます。歯を人生の味方につけることで、これまで以上に積極的に生きることができるだけでなく、知らず知らずのうちに逃していたチャンスに気がつき、そのチャンスを掴むことができるようになっていくのです。

その仕組みを本書で解き明かしていきます。

歯は、肌、顔立ち、頭髪、体型など、体のほかの部位と違って、適切にアプローチをすれば、美しく健康に保つことが比較的簡単であることも重要なポイントです。

歯ほど効果が現れやすく努力を裏切らない、セルフマネジメントのやりがいのあるパーツはありません。そのこともぜひ知っていただきたいと思います。

美しく健康な歯を手に入れて、前向きなビジネスライフを謳歌するか。不健康で不潔な歯で、ビジネスライフを憂鬱なものにするか――。

本書を通じて、前者の人生を手に入れていただければこれに勝る喜びはありません。

CONTENTS

第2章

できるビジネスパーソンの「歯が白く整っている」理由

CONTENTS

第3章 できるビジネスパーソンは「歯茎も輝いている」理由

第4章

できるビジネスパーソンが「歯にお金をかけている」理由

C O N T E N T S

第5章
できるビジネスパーソンほど、「歯の自己メンテナンスに熱心」な理由

カバーデザイン　井上新八
イラスト　nosono
本文デザイン・DTP　上野秀司
編集協力　堀 容優子
編集　重田 玲（株式会社スターダイバー）
プロデュース　株式会社スターダイバー

第1章

できるビジネスパーソンが「歯を大切にしている」理由

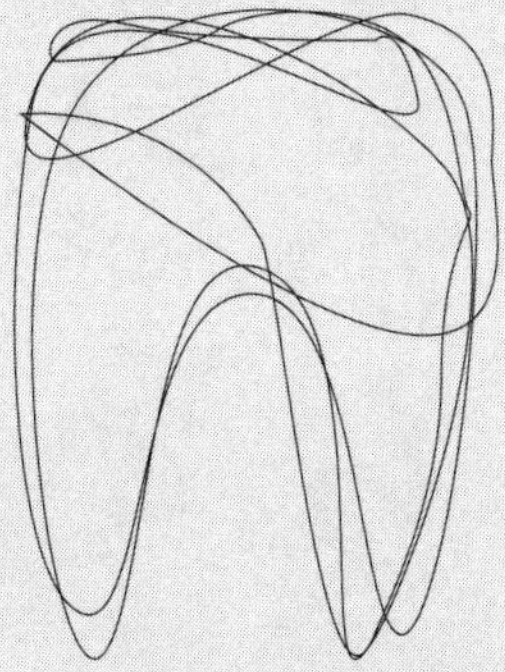

できるビジネスパーソンは
なぜ、歯を大切にしているのか？

物事の《本質》を理解しているから。

ビジネスパーソンにとって「〝本質〟を理解する力」は必須

歯をメンテナンスすることの重要性を伝える本なのに、いきなり「〝本質〟を理解する力」とは……？

そう思われたかもしれません。

私は「歯を大切にする＝適切なメンテナンスをする」ということは、「ビジネスの本質」、もっと言えば「人生の本質」に向き合うこととイコールだと考えています。

そもそも「〝本質〟を理解する」とはどういうことか、お話をしていきましょう。

私は、歯科医としてさまざまなビジネスパーソンの治療をしてきただけでなく、世界中の一流歯科医とも交流をしてきました。また、著者として執筆や講演活動を行なうなかで、さまざまな分野で活躍をする優れたビジネスパーソンとも接してきました。

その経験から感じるのは、**優れたビジネスパーソンほど物事の本質を的確に理解し**

ている、ということです。

本質を理解しているということは、つまり、何が根本なのかを見抜く力を持っているということ。**根本を見抜くということは、物事に対して、最も効率的かつ効果的な手法を選ぶ、ということでもあります。**

本質の逆が「現象」であり、現象とはよく観察をすればわかる表面的な特徴のこと。現象ばかりにとらわれてしまっては、その場その場で適切な手法をとることができたとしても、その結果は効率的でも効果的でもない可能性が高くなります。

本質を理解するということは、物事を進めていくために、やらねばならぬことを見極めること、とも言えます。

この「本質を理解する力」は、ビジネスの現場で非常に重要です。

何か問題が起きたり課題が浮上したりしたとき、表面的な現象にとらわれて、行き当たりばったりの対策で取り繕うのでは、根本的な問題解決は見込めません。

根本的な問題解決をするためには、まず問題の本質がどこにあるのかを見極める必要があるのです。

例えば、とある商品の「売上が伸びない」という課題があるとしましょう。これに対して、売上数字という表層的な現象にのみとらわれて、短絡的に「もっと営業を強化しよう」と判断してしまうのは、本質を理解しているとは言えません。

なぜ、売上が伸び悩んでいるのか。商品力に問題があるのかもしれませんし、営業パーソンが営業に集中できない原因が何かあるのかもしれません。カスタマーサービスが不十分な可能性もあるでしょう。そもそも市場全体が縮小傾向にあるならば、新規商品の開発を急いだほうがいいのかもしれません。

一流のビジネスパーソンほど、こうした判断の場面で無駄なことはしません。表層的な現象に踊らされず、最も効率的で、効果的な課題解決の手法を選んでいるのです。

一流のビジネスパーソンほど〝本質〟を理解している

仕事ができるビジネスパーソンほど、歯科に定期的に通院しているという事実

ではなぜ、〝優れたビジネスパーソン＝本質を理解する人〟ほど歯をメンテナンスしているのでしょうか。それは、**歯がビジネスパーソンとしての根本的な資質と密接にかかわっていることをよく理解しているからです。**

歯が密接にかかわっている〝ビジネスパーソンとしての根本的な資質〟とは、

- **見た目**
- **健康**

このふたつです。

私は、このふたつはビジネスパーソンにとってなくてはならない資質だと考えています。言い換えれば、働いていく上で欠かすことのできない「土台」です。

できるビジネスパーソンほど、「見た目・健康」が仕事のパフォーマンスを上げる「土台」であると理解しており、そこに注力するということが、成功するために必要な〝本質〟だと気づいているのです。

そして、歯を適切にメンテナンスすることが、「見た目・健康」に大きく影響すると知っているのです。

実際、年収が高い人ほど、定期的に歯のメンテナンスをしている割合が高いというデータがあります。

雑誌『プレジデント』（プレジデント社）の記事（2019年3月18日号）によると、ビジネスパーソン500人に実施したアンケート調査で、定期的に歯科に通院している人の割合は、世帯年収600万円未満の場合46・1パーセントだったのに比べ、世帯年収1000万円以上では81・8パーセントでした。

実際に、私の病院に通院される方のなかには、大手企業で働いていたり、自身で事業を興していたりといった、第一線で活躍し結果を出しているビジネスパーソンが多くいらっしゃいます。その方たちがよく口にするのは「**歯をメンテナンスすることは、見た目や健康のために当たり前**」**ということです。**

皆さん、忙しいであろう仕事の合間をぬって、キャンセルすることなく定期的に検診にいらっしゃいます。検診を最優先事項として、仕事やプライベートの予定を調整している人も、少なくありません。なかには、インプラント治療のあとの定期検診に5年以上通い続けていらっしゃる経営者の方がいますが、彼は通院のかたわら、着実に事業を拡大し続けています。

この経営者の方は、歯のメンテナンスが健康はもちろん、見た目にも大きな影響を与えることに、優れたビジネスパーソンほど気がついていることのモデルケースのような例だと、私は思っています。

また、ここが重要なポイントなのですが、**歯はきれいにしようと思えば、きれいにできる部位でもあります。体の中で唯一と言っていいほど、自分の考え方ひとつで、いくらでも整えることのできる部位なのです。**

適切な治療を受けさえすれば、歯の状態は確実によくなります。

黒くなった虫歯も、茶色く変色した前歯も、ガタガタに並んだ前歯も、口を開けるたびに目立ってしまう銀歯も、ちゃんと治すことができます。
きちんと投資をすれば、適切なリターンが得られることを、優れたビジネスパーソンほど知っているのです。

できるビジネスパーソンほど歯の重要性に気づき、メンテナンスを怠らない

歯をメンテナンスするメリットは計り知れない

たしかに「見た目・健康」は大事だけど、本当に歯と密接にかかわっているの？

忙しいのに、痛くもない歯のために時間を作って歯科検診に行くなんて難しい。そもそも、歯並びが悪かったり、多少の着色があったとしても、それほどコミュニケーションに影響があるとは思えない。

そのように考えて、どうしても歯の治療に前向きになれない、歯科医院へ行くのに重い腰が上がらないという人もいるでしょう。思わず「歯医者に行かない理由」が頭に浮かんだあなたに、ビジネスにおける歯の重要性をお伝えし、**今の間違った歯とのつき合い方をあらためめ、歯を成功への足がかりにしてもらうことが、本書の役目です。**

歯と「見た目・健康」との密接なかかわりは第2章、第3章でお話をするとして、ここではまず、歯をメンテナンスすることによって得られる具体的なメリットを紹介していきましょう。

・そもそも痛みがない快適な状態をキープする

歯に痛みがあったり、しみたり、詰め物が取れそうだったり、すぐに歯茎から出血してしまったり……。そういった症状が気になって食事が楽しめない、という人が実は多くいます。当たり前ですが、**歯をきちんと治療すれば、食事のときに痛みを感じることなく、思い切り噛んで食事を楽しむことができるようになります。**

また、体調を崩した際に歯茎が腫れてズキズキと痛んだり、歯が浮いたようで気持ちが悪いという症状に悩んでいる人もいるでしょう。これは、**風邪などで体の抵抗力が落ちたときに、口腔《こうくう》内の細菌によって歯茎の炎症が引き起こされることが原因です。**厄介なことに、こうなると痛みが気になって、それ以外のことにうまく集中できなくなってしまいます。

歯を適切にメンテナンスするということは、これらの口腔内の痛みや不快な症状を一掃することに直結しています。

・歯がもたらす体調不良から解放される

歯は健康に大きく影響しています。

頭痛、肩こり、腰痛といったよくある症状から、心臓疾患、脳梗塞、糖尿病、アルツハイマー病といった重い疾患まで、歯や歯茎の状態が悪いことが原因となっている可能性が指摘されているのです。

現状で健康に問題がない人、特に若い人は「自分には関係ない」と思われるかもしれませんが、**心臓病（心疾患）で亡くなる人の数は年間約20万人で全死因の第2位、脳血管疾患で亡くなる人は年間約11万人で全死因の第3位です（2017年、厚生労働省「人口動態統計」）**。今、「自分は健康体だ」と思っていたとしても、その中の1人にならない保証はどこにもありません。

歯をメンテナンスするということは、今と未来の自分の健康に投資するということなのです。

・自分の時間とお金をコントロールできる

歯が痛くなったり、詰め物が取れてしまったり……歯の不具合はたいていの場合、突然、起こります。そのときすぐに歯科医院に行けるとは限りません。

仕事が立て込んでいて忙しいなかで時間をとらなければならなかったり、場合によ

ってはは病院に行くことができず、しばらく痛みを我慢しなければならなかったりすることもあり得ます。歯の治療を怠っていると、こうした自分ではコントロールできないイレギュラーな事態に振り回される可能性が高くなるのです。これはビジネスパーソンにとって非常に大きなリスクです。

また、突然の歯科治療には、突然の出費が伴います。

さらに、近年では定期的に歯のケアをする人ほど、生涯医療費が低くなる、という調査結果も出ています。実際に歯にかかる治療費はもちろんのこと、歯が原因でかかる可能性がある疾患の治療費を含めれば、何百万、何千万円の節約になると言われているのです。

ご夫婦や、ご家族全員分になれば、家が1軒立つほどの金額になるかもしれません。歯をメンテナンスして健康な体を手に入れることは、あなたが自由に使うことができるお金を増やせることにもつながるのです。

・人前で笑うことが楽しくなる！

あなたは今、人前で思い切り笑うことができますか？

営業先でのプレゼンテーションを、表情豊かに自信を持ってできているでしょうか？

口臭や、見え隠れする銀歯、茶色く変色した歯やデコボコに並んだ前歯が気になってしまい、人前で笑うときは、つい手で口元を覆い隠してはいませんか？　だとしたら、そのたびに「自分は口元に自信がない」という自己認識が強まって、それが強固なコンプレックスへとつながっていき、ついには人前で笑うことどころか話すこと自体を控えるようになっていき、笑顔のないコミュニケーションに終始するようになるリスクがあります。

しかし、きちんと歯を治療し、メンテナンスをすれば、自信を持って人前で話すこと、笑うことができるのです。楽しいとき、面白いときに、自分の感情を押し殺すことなく思い切り表現することができるというのは、非常に気持ちがいいことですよね。

また、コミュニケーションをとっている相手に、「この人は心から楽しんで笑ってくれているな」と安心感を与えることができます。

歯がきれいなことが、コミュニケーションを円滑にするのです。

・歯はグローバルで活躍するための〝パスポート〟

グローバル化が進むこれからの時代、優れたビジネスパーソンの多くが海外マーケットで活躍することになるでしょう。また、昨今では海外から日本に来るビジネスパーソンも多く、国内にいても外国のビジネスパーソンと一緒にビジネスをする機会が増えつつあります。さらには、来日する外国人をターゲットにビジネスを展開する機会も増えていくことでしょう。

そんなとき、**外国人から「清潔感がある」「信頼できる」と思われるための、いわばビジネスのパスポートと言えるのが、白く整った美しい口元です。**

これを持っているかいないかで、あなたが外国人と共にビジネスを行なっていけるか、要はビジネスパーソンとして、これからの未来を戦っていけるのかどうかが左右されるのです。

・体の管理をする＝成功プロセスを学べる

私は、歯に限らず体の管理というのは、すべての成功プロセスとイコールだと考えています。

なぜなら、どちらも目標達成のための計画力と、高い自己管理能力が必要とされるからです。

私が考える成功プロセスとは、まず達成すべき目標を定め、それをいつまでに達成するのかを決め、そこから逆算して、いつまでにどんな結果を出す必要があるのか、そしてそれを達成するために何にどれだけ投資しなければならないのか……これらを的確に定めて、着実に実行するということです。

例えばダイエットをする場合、期限を設定して、その期限までに5キロやせなければならないという目標を決めたら、いつまでに、何をどれだけ行なえばそれが実現できるかというプランを、あらかじめ考えなければいけません。運動量を増やしたり、食べるものをカロリーの低いものにしたり、あるいは食べる量を減らしたりといったメニューを実行に移すわけです。

このように、自分自身で目標に対してプロセスを策定して着実に実行していくとい

う点において、体の管理とビジネスの成功プロセスとはとても似ています。

自己管理を徹底し、歯をきれいにすることは、成功プロセスを実感することにもなるのです。

いかがでしょう。

歯がもたらす具体的なメリットがイメージできたでしょうか。

ビジネスで大切なことの多くが、歯に紐づいている

歯が悪い人は本質＝優先順位がわかっていない

歯を適切にメンテナンスすることに、デメリットはありません。歯ほどビジネスライフに大きな影響を与え、なおかつ自己管理のやりがいがあるパーツはないのです。また、得られるメリットなどを鑑みると、ビジネスどころか人生そのものにも大きな影響を与えていると言えます。

にもかかわらず、口の中を整えずに放置しているということは、繰り返しになりますが、本質を理解できておらず、物事の優先順位がわかっていないということとイコールだと私は思っています。

歯を磨かずに眠ってしまったり、痛みがあるのに治療をせず、痛みのない片側の歯で噛んでしのいだりしてはいませんか？

なかには自分の歯を鏡できちんと見ておらず、歯の変色や歯茎の腫れなど、問題があることにすら気がついていない人もいることでしょう。

自分の歯に無頓着な人は、とりあえず食べるのに不自由はしていないから気にもとめていない、もしくは、少し気になっているけれど「これでいいや」と思ってしまっているのです。

私には、「この程度でいいか」という歯に対する意識、妥協する姿勢が、その人の仕事を含めた生き方のすべてを象徴しているように思えてなりません。

歯に対する意識が低い人は、物事の本質を見ようとせず、それによって物事の優先順位も理解できていません。つまり、自分の人生に対して誠実に向き合っていない人と言えるでしょう。そして、そのことは周囲の人たちのあなたに対する評価にも直結しているのです。

ボーッと生きるな。人生の〝本質〟を見抜いて生きろ！

なぜあなたは治療に踏み出せないのか？

なかには「歯が大事なのはわかっている。でもなかなか歯医者に足が向かなくて」という人もいることでしょう。なぜそうなってしまうのか。**それは、自分の歯が異常事態にあることに気がつけていないからです。**

少々厳しい言い方になってしまいますが、自分の口元がどんなにレベルが低い状態か、そして方法次第でどれほど〝最高の状態〟にできるのかを知らないから放置できるのだと、私は思います。

人は、他人の体を借りることはできません。

自分が「あの人」になって、「あの人」の目から世界を見たとしたら、どんなふうに見えるのだろう？

そう思っても、「あの人」と入れ替わって世界を見ることはできず、他人の感覚をそっくりそのまま体感することもできません。

人は一生、自分自身の感覚しか持つことができないのです。そのため、**仮に他人の健康な状態と比較して見たとき、「異常なのでは？」「あの状態ならさぞ不快だろう」と思われるような状態に陥っていたとしても、本人にとってはそれが普通になってしまっているため、特段の不都合を感じないことが多いのです。**特に歯のように、劇的にというよりは日々少しずつ、でも刻々と悪化していくものに関しては、激しい痛みを伴うような場合を除いて、なかなか自覚することが難しいものです。

それが、歯の治療を怠ってしまう原因のひとつだと私は考えています。

以前、腎臓に持病を抱えた方から、こんなお話を聞いたことがあります。

腎臓は、体の中の老廃物を体外に出す働きをしており、機能が低下すると非常に体がだるく重く感じられるそうです。悪化していけば、それこそ起き上がることすら難しいほどに……。ところが幼少期から腎臓に持病があった彼女は、医者いわく「普通の人なら起き上がっていられない」ほどの状態にあっても、普通に会社に通い、普通に仕事をしていたそうです。

それだけ体、人の感覚というのは「不調」「不快」な状況下にあっても「適応」して

「慣れ」ていきます。そして自分なりの「普通」という感覚を作り上げていきます。

歯も同じです。仮に健康な口腔内環境の人が、わずか1日で歯周病患者と同じ口腔内環境になったとしたら、その不快さに耐えられないでしょう。すぐにでも歯磨きをし、すぐにでも歯医者に駆け込みたくなるはずです。

ですが、当の歯周病患者からすれば、それが「普通」になっていますから、耐えるも何も、本人にとっては何も不都合がない、というわけです。

あなたはときどき歯が痛んだり、歯茎が腫れたりすることはありませんか？　もしくは歯磨きをしたとき、毎回出血があるのは「普通」だと思っていませんか？　残念ながらそれは異常事態です。何らかの問題が起きています。でも、多くの人がそれを異常だと自覚できずにいるのです。

冒頭でもお伝えしたように、人は他人の感覚を借りることができません。

では、どうやって、口の中の〝最高の状態〟を想像すればよいのでしょうか？

答えはひとつ。
自分自身で体験するしかないのです。

あなたにとって、現在のあなたの歯の状態は「当たり前」「普通」になっていることでしょう。だから「こんなものだろう」と思い込み、疑問を持つこともないのです。**しかし、人生には当たり前と思っていたものが、実は当たり前ではなかったのだと気づく瞬間があります。それが、自分自身で体感した瞬間です。**

そのとき、人生の新しい扉が開かれ、その人の人生が変わっていくのです。

これにまつわる興味深いエピソードがあるのでご紹介させてください。

Aさんはここ十年以上、ベンツに乗っています。ベンツは加速によって安定感が増すことで知られている車です。高速道路でスピードを出せば出すほど、ドライバーはタイヤが路面に吸いつくような感覚を覚えると言います。

ある日、Aさんはレストランの駐車場で車をぶつけられてしまいました。代車として損保会社が用意したのは、国産のポピュラーな車でした。

代車に乗ったとき、Aさんはその安定感のなさに驚いたそうです。

「スピードを出すとふわっと浮くようで、頼りないんです。人気がある車種だそうですけど、私には乗り心地が悪かった」と言うのです。

スピードを出せば安定感が増すベンツとは月とスッポンで、Aさんはそのとき初めて、いかにベンツが優れた車なのかを実感したのだとか。

ベンツの安定感は、国産車では「当たり前」ではなかったのです。

逆のパターンのエピソードもご紹介しましょう。

Bさんは、初めて飛行機のビジネスクラスに乗ったとき、エコノミークラスとのあまりの違いに衝撃を受けたそうです。

それまでBさんにとって、飛行機と言えばエコノミークラスに乗るのが「当たり前」でした。

搭乗のときは長蛇の列に並び、ようやく機内に入ったと思ったら、頭上の荷物入れに手荷物を入れようとする人でごった返し、自分の席に着くまでが容易でないのが「当たり前」。

運悪くうしろのほうのシートだと、自分のところに食事が回ってくるのは、給仕の開始から1時間半後。ビーフを食べたかったのにチキンしか残っていない、などということもザラにあります。

狭いシートで足も満足に伸ばせず、乗っている間、ひたすら時間の経過を願い、じっと耐え忍ぶのが、飛行機で旅行するということなのだと思っていたのです。

ところがあるとき、ビジネスクラスに乗る機会が巡ってきました。

国際線のビジネスクラスラウンジで贅沢な気分を味わったあと、エコノミークラスの長蛇の列を横目で見ながら優先的に搭乗すると、ウェルカムドリンクが運ばれてきます。

飲み物も食べ物も何種類もの中から選ぶことができ、食事をする時間も自分で決めることができました。エコノミークラスとは違って、狭いところで我慢する必要もありません。幅の広いシートをフラットにして、体を伸ばして眠ることができます。

「飛行機というのは、苦痛に耐えて乗るものだと思っていました。ところが、飛行機の中が楽しみになるような乗り方があったのですね」とBさんは言います。

Aさんも Bさんも、それまでとはグレードの異なる体験をすることにより、自分が「当たり前」と思っていたものが、そうではなかったことに気づきました。

これは、どんな分野についても言えることなのではないでしょうか。

住む場所や勤務先、仕事の内容、交友関係、レストランやホテルでのサービス……あらゆるものに「グレードの差」があります。

自分の狭い世界しか知らず、それを当たり前と信じ切り、「こんなものだろう」と満足してしまうのは、本当にもったいないことです。

そして同じことが、歯についても言えるのです。

ぜひ一度、最高の歯科治療を受けてください。

そして自分史上最高の口腔内環境を手に入れてください。

あなたはそのとき、**これまでの自分の口腔内が、いかに不調で不快でレベルの低い状態だったかを、心から理解するはずです。**

自費診療のクリーニングを受けてみるのもいいでしょう。自費診療については第4章で後述しますが、読んで字のごとく患者側が治療の費用を負担するものです。

保険診療で行なうクリーニングが1回3000円程度なのに対し、自費診療は5000〜2万円程度と高額にはなりますが、主に歯周病のケアを目的として行なわれる保険診療のクリーニングと、虫歯や歯周病の予防や審美を目的として行なわれる自費診療のクリーニングとでは、仕上がりがまったく違います。

歯科でピカピカに磨かれた歯を、五感でしっかりと感じてください。それがいかに快適な状態かを感じることができれば、この状態をキープしたいと思うはずです。

もしかすると、自然といつもより明るく、大きく口を開けて笑えるかもしれませんね。「歯がきれいですね」「笑顔が素敵」と言われたら、しめたものです。その言葉を胸に刻み、美しい口元への第一歩を踏み出した自分を、誇ってあげてください。

歯は、私たちの生命の源とも言える口腔内にあり、重要な役割を担っています。そこをしっかりとケアしてよい状態に保つのは、ベンツやビジネスクラスの快適さを知ることよりもはるかに、健康はもとより私たちの人生全般の充実度に直結する、とても大切なことなのです。

まず最高の〝口腔内環境〟を体感してみよう！

第１章・まとめ

・できるビジネスパーソンほど、物事の本質を理解している
・歯がビジネスの本質、人生の本質に直結していると理解しているからこそ、歯をメンテナンスしている

第2章 できるビジネスパーソンの「歯が白く整っている」理由

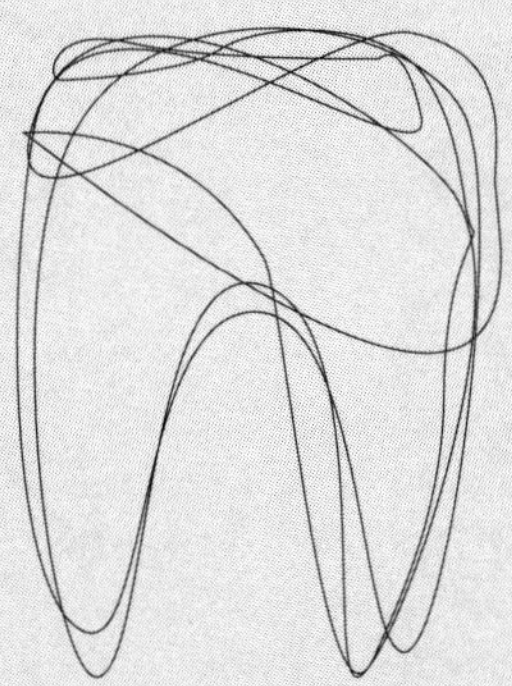

できるビジネスパーソンは
なぜ、歯が白く整っているのか？

《コミュニケーション》の
重要性に
気がついているから。

ビジネスシーンにおける〝見た目〟の重要性に気づけ！

第1章では、歯をメンテナンスすることはビジネスパーソンの重要な資質と結びついており、そこに注力する人ほど物事の本質を理解している、とお伝えしました。

第2章では、ビジネスパーソンの重要な資質のひとつ、〝見た目〟についてお話しします。

繰り返しになりますが、白く整った美しい口元は、あなたの見た目をよりよい印象にし、健康な体をもたらし、ひいては自己管理能力を高めてくれます。これは老若男女すべての人に共通して言えることではありますが、**特にビジネスパーソンにとって、歯の適切なメンテナンスは必要不可欠なものだと私は考えています。**なぜならば、**ビジネスシーンにおいては〝見た目〟が非常に重要だからです。**

不特定多数の人と会うビジネスの現場では、第一印象が仕事の良し悪しを左右する、と言っても過言ではありません。

そもそも美男美女のほうが生涯収入が高いというデータがアメリカで発表されているほど、実は見た目とビジネスパーソンとしての評価は密接にかかわっています。

生まれ持った顔の造作が生涯年収にかかわってくるとは、何とも不公平な話ではあります。

残念なことに顔のつくりそのものを変えるのは、困難です。また、ひと括りに〝美しい顔〟と言っても、人によって好みは千差万別なので、正解がわかりづらいという性質も持っています。

その点〝歯〟はどうでしょうか？　顔の造作と同様、歯は人の見た目に大きな影響を与えます。しかし異なっているのは〝美しさ〟の定義にバラつきがない点です。

これは大変なメリットだと思いませんか？　顔の造作についての評価は人それぞれで分かれますが、歯の美しさに関しては共通しているのです。

また、顔はなかなか変えることができませんが、歯は適切なメンテナンスをすれば必ず美しくすることができます。その上、メンテナンス次第では、年齢を重ねてもなお美しい状態をキープし続けることができるのです。

美しく整った口元は、それだけで「清潔感」「信頼感」を訴求し、ビジネス上の出会いを素晴らしいものにしてくれるでしょう。

歯を美しく整えることで、ビジネスチャンスを引き寄せることができるのです。

考えてもみてください。魅力的なプランを提供してくれた営業パーソンの歯がボロボロで汚れていたとして、あなたは「このビジネスはうまくいきそうだ」と感じることができるでしょうか？

説得力のあるプレゼンテーションを聞いても、その人の歯が汚いと、「清潔感がないな」「この人に任せて大丈夫かな」と感じるのではないでしょうか。

歯は、否応なく人目についてしまうものです。常にマスクで覆い隠しでもしない限り、口元は常に人目にさらされています。

あなたも、誰も指摘してくれないだけで、歯のせいで逃してしまったチャンスが、これまでにあったかもしれません。

ビジネスシーンにおける歯の重要性を理解せよ

見逃されがちな歯並び（噛み合わせ）の重要性

相手に好印象を与える〝見た目〟のためには、歯が白いことはもちろん、歯並びがいいことも非常に重要です。

歯が抜けてそのままになっていたり、歯並びがガタガタだったり……。仕事で会う人の歯が整っていないと、どこか「だらしがなさそう」「信用できるのかな？」という印象を持つのではないでしょうか。

実際、私の病院の患者様の中に、抜けた前歯を数年放置していた40代の男性がいましたが、やはり仕事で伸び悩んでいたそうです。**ところがインプラント（義歯）にしたことによって、それまで以上に明るく積極的に仕事に取り組めるようになり、望んでいた仕事に抜擢されたそうです。**

歯並びが整っていることは、歯の白さ同様、見た目の印象に非常に重要です。

また、**歯並びの悪さは〝姿勢〟という点でも、見た目に悪影響を及ぼします。**

歯は、食べ物を咀嚼《そしゃく》するためだけのものではありません。全身のバランスをとるのに大きな役割を果たしています。**歯がガタガタで噛み合わせが悪い場合はもちろん、虫歯や歯周病などで歯が1本抜けているだけでも、体のバランスが崩れ、骨格が歪み、姿勢の悪さにつながるのです。**

例えば、歯が欠けていると、そこの部分を避けて、噛みやすい場所でだけ食べ物を噛むようになり、上下の歯がズレた状態で噛み合うようになります（不正咬合《こうごう》）。

この場合、ズレが生じるのは常に下の歯（下顎）です。

図❶

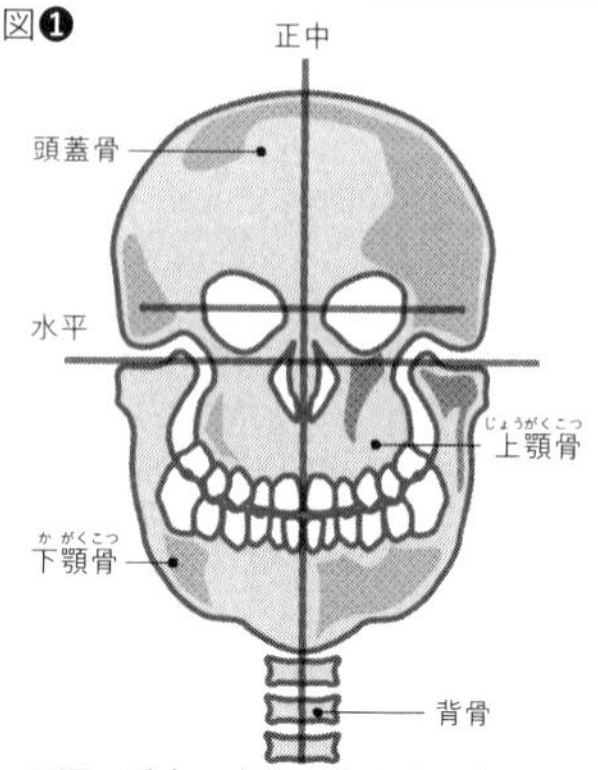

下顎の重力の方向と背骨が一致する。
左右の瞳孔は水平。

図❷

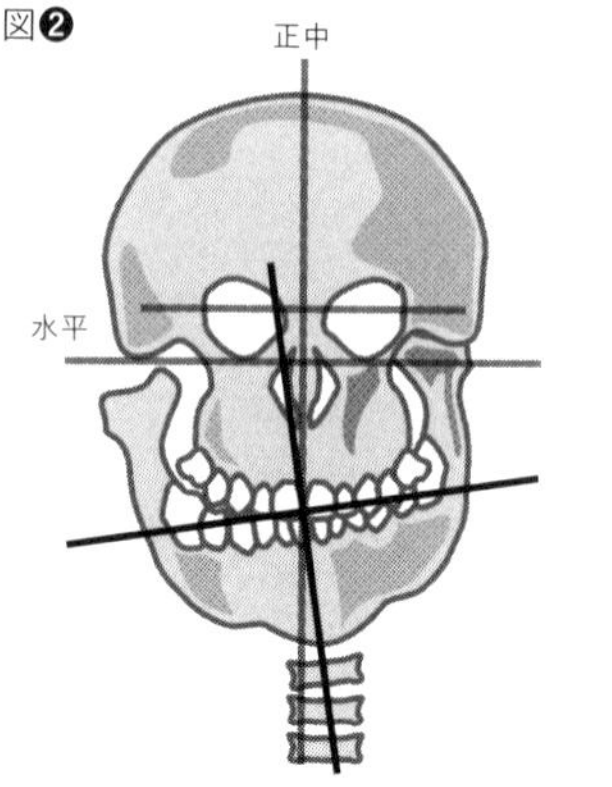

なぜかというと、上顎は頭蓋骨に固定されて動かないのに対し、下顎は顎関節に筋肉でぶら下がっているだけなので、下の歯が上の歯とうまく噛み合う位置に移動してしまうことが起こり得るのです。

では、下顎のズレが骨格にどう影響するかを見ていきましょう。

図❶は、上の歯と下の歯が水平に見ても垂直に見てもバランスがとれている状態です。このとき、下顎は上顎の関節に筋肉を介してぶら下がっているだけで、背骨もまっすぐな状態になっています。

ところが、右に比べて左の噛み合わせが深くなってしまうと、図❷のように、下顎に傾きが生じます。その結果、体が左右のバランスをとろうとして、背骨までが曲がってしまうのです。

これが、噛み合わせが悪いことによる体のバランスの崩れの一番大きな要因であり、その結果、骨格が歪んでしまい、姿勢の悪さにつながります。

背筋がまっすぐに伸びた人というのは、姿勢が悪くうつむき加減の人よりも、明るい印象を与えます。ビジネスパーソンにとって大切な〝見た目〟をよりよいものにするためにも、歯並び・噛み合わせは非常に重要なのです。

また、骨格の歪みからくる姿勢の悪さは、見た目に悪影響を与えるだけでなく、頸《けい》椎《つい》や腰椎《ようつい》のヘルニアの発症リスクを高めたり、神経や血液にも悪影響を与えたりします。

例えば、首の回りは重要な神経や血管が集中している場所です。**歪んでしまった体のバランスをとろうとして首に余計な力が入ってしまうと、そこにある神経や血管を圧迫することになり、**全身の神経や血流、リンパの流れにも悪影響を及ぼすのです。

また、背骨（脊柱《せきちゅう》）の中には脳から出ている中枢《ちゅうすう》神経と血管が走っています。中枢神経は左右31対の末梢《まっしょう》神経に分かれて、全身の臓器や筋肉を支配します。血管もさまざまな場所に枝分かれして、酸素や栄養を運ぶ働きをしています。

もし、脊柱が湾曲してしまうと、中を走っている中枢神経や血管が圧迫されるほか、変な方向に引っ張られて曲がるリスクが高くなります。その結果、痛みを生じさせたり、血流が阻害されたりします。

これによって起こる症状には、次のようなものがあります。

・頭痛・視力低下・ドライアイ・首や肩のこり・背中のこり・手足のしびれ・手足の冷え・動悸・めまい・ふらつき・不眠・精神不安定など

いずれの症状も、日常生活はもちろん、ビジネスシーンでもさまざまな影響を与えます。「ちょっと我慢すれば……」と、ストレスを感じながらもその場しのぎを続けているうちに、長期間にわたってパフォーマンスを落としたり、さらに深刻な状態を引き起こすことにもなりかねません。

歯並びを整えることは、姿勢を美しく保つだけでなく、健康な体を維持する上でも、大きな役割を果たすのです。

歯並びが見た目＆健康に与える影響は甚大

日本人の歯は「汚い！」「口が臭い！」という悪評

白く整った美しい口元は、ビジネスシーンにおいてとても重要です。そして、特にこれからますます重要になってくると言えます。なぜならば、時代が急速にグローバル化の一途をたどっているからです。

第１章でもお話ししたように、今後はグローバル企業に限らず日本国内の企業であっても、外国人がビジネスパートナーになったり、外国人をターゲットにしてビジネスを展開したりする可能性は極めて高くなっていくでしょう。**近い将来、日本人（国**

内）だけで完結するビジネスはほんの一握りになると言っても過言ではありません。

そんななかで、日本のビジネスパーソンの足かせになるのが、汚い歯です。

そもそも、先進国のなかでも日本人の歯に対する意識は、かなり低いのが現状です。アメリカの大統領の歯が白く美しく輝いているのに比べ、日本の首相の歯はどうでしょうか？　そのこと自体が、日本人の歯に対する意識の低さを象徴しているとも言えます。

残念なことに日本人の歯に対する意識の低さは、欧米ではよく知られています。

私の知り合いの歯科医の先生（日本人）が、海外に留学した際に、カフェでアメリカ人に〝Are you Japanese?〟（あなた、本当に日本人ですか？）と聞かれたそうです。なぜなら歯がきれいだったから。**歯がきれい＝日本人ではない、という認識が欧米ではできあがっているのです。**

欧米に住む日本人のなかには、歯をきれいに整えている人がたくさんいます。その人たちがよく言われるのが「君の歯はきれいだけど、ほとんどの日本人ってどうして歯が汚いの？」ということなのだそうです。

日本には美しい自然があり、豊かな文化があり、最先端の技術があって、教育や娯楽に投資するお金がある。それなのになぜ、歯は汚いのだろう？

それが、歯のメンテナンスを重視する欧米人の、正直な感覚なのです。

欧米諸国をはじめとする先進国では、歯は非常に大切なパーツとして当たり前のようにメンテナンスがなされています。**白く整っていることは当たり前、虫歯治療ではなく予防のために歯医者に通うのが当たり前、といった具合です。**

日本では、小学生が歯科矯正をしていると、恥ずかしいという気持ちがあったり、友だちにからかわれたりという話も聞きますが、アメリカ在住の人からすると、アメリカでは歯科矯正をしていないほうがおかしいくらいだそうです。もし歯科矯正をしていない小学生がいたら、それは歯科矯正を「しない」ではなく「できない」くらい経済的に貧しいと見なされてしまうのだそうです。

それだけ、幼少期から歯に投資することが当たり前であるアメリカでは、子どもの歯を虫歯だらけにしていると、親が「虐待をしている」と訴えられる例すらあるほどだと言います。

欧米では、歯の見た目は生活環境や教養・教育の程度を示す指標となっているため、**一定レベルの生活水準と教養を併せ持つ人で、虫歯だらけの人や前歯が抜けたのをそのままにしている人には、まずお目にかかれません。**

その人の人となりを表し、ステータスの証のひとつとなるのが、白く整った美しい口元なのです。

少しオーバーに聞こえるかもしれませんが、例えば、私たちが前歯のない人を見て「どうして歯を治療しないのだろう?」と思うのと同じように、矯正もホワイトニングもクリーニングすらされていない歯を見た欧米人は、「どうしてメンテナンスをしないのだろう?」と疑問に思っているのです。

前歯のない日本人に会ったときの私たちの衝撃は、そのまま、私たち日本人の手入れされていない歯を見たときの欧米の人たちの衝撃そのものなのです。

私の知人のイタリア人は、来日した際、日本の携帯電話ショップで対応してくれた店員の歯が汚いことが気になり、「口臭が気になるので別の人にお願いしたい」と申し出たそうです。おそらく日本人であれば、それほど気にならなかったり、気になったとしても我慢するでしょうが、イタリア人にとっては耐えられないほど不快なことなのでしょう。

実際、矯正歯科治療「インビザライン・システム」を提供するアライン・テクノロジー・ジャパンが実施した意識調査によると、在日外国人100人を対象に行なわれたアンケートで、「日本人は歯並びがいい」と答えた人はわずか4パーセント、なんと76パーセントもの人が「歯並びが悪い」と回答しています。

「歯が白く整っていて美しいのは、人として当たり前」

それが、欧米をはじめとする外国のビジネスパーソンの大半が持っている共通意識です。そうした意識を持っている人たちとビジネスを共にするには、当然、あなたも同じ意識を持っている必要があります。

それができなければ、あなたの能力や性格がどれほど優れていようと、「不潔だ」「教養がない」「自己管理がなっていない」と、〝見た目〟だけで判断されることになるの

です。

そのようなレッテルを貼られた状態で、あなたは彼らと対等にいい仕事ができると思いますか？

今、日本の書店には、ビジネスパーソンに向けたビジネスの指南書が山ほど積まれています。

多くのビジネスパーソンが、高い志を持って自分のスキルを高めようと必死に勉強しています。超一流と呼ばれる大企業が取り入れたメソッドを学び、少しでも自分のビジネスに活かそう、世界基準に追いつこうと必死です。

そんな勤勉な日本人が、歯のリテラシーの部分においてだけ、世界基準に遠く及ばないというのは、非常に残念なことだと思いませんか？

大切なのは知識や教養、ビジネススキルだけではありません。歯のリテラシーも、世界基準を目指していただきたいものです。

ビジネスだけでなく、歯のリテラシーも〝世界基準〟にせよ！

世界基準を受け入れられる柔軟性があるか？

欧米をはじめとする世界中のビジネスパーソンが、白く整った美しい歯をスタンダードだと考えています。

しかし、日本はまだまだその意識が薄く、「歯が汚れていても気にならない」「歯並びが悪くても平気だ」という人のほうが多いのではないでしょうか。そのため、仮にあなたの歯が汚なかったり歯並びが悪かったとしても、面と向かって指摘をしてくる人はまずいないでしょう。歯科医である私でさえ、プライベートな時間に相手に向かって「歯が汚いね」「矯正したほうがいいよ」などとは、なかなか言えないものです。そのくらい、指摘をしづらい空気が定着しています。

もしあなたが、日本という狭い世界だけで生きていくならば、それでもいいでしょう。

しかし、世界標準では、できるビジネスパーソンは歯を白く磨き、美しく整えます。**実際、海外を舞台に活躍する日本人の中には、歯を白く美しく整えている人たちが多くいます。**

そこには、できるビジネスパーソンほど歯が見た目や健康に与える影響を理解している、という理由もあるでしょう。ですが私はその根底に、多文化を許容する柔軟さ、新しいこと、正しいと思うことを素直に受け入れる懐の深さを感じるのです。

言い換えれば、グローバル化する現代において、自分とは違った価値観を許容する度量がなければ、できるビジネスパーソンとは言えないのです。

「誰にも歯が汚いことを指摘されないから」

「これまでこの方法でうまくいっているから」

「うちの会社には、うちの会社のルールがあるから」


そうやって、外から入ってくる新しい価値観を排除したり、「いい方法だな」と思いながらも、素直に受け入れられなかったりしたことはありませんか？

もっと広い視野を持ち、世界標準がどういうものなのかを知り、相手が自分とは異なる価値観を持っていたとしても、受け入れていく度量の広さが必要なのではないでしょうか。


「多様な価値観を受け入れるべきだというのであれば、『美しくない口元を許容する価値観』も認めるべきだ」、そんな人も、もしかしたらほんのひと握りいるかもしれません。

ですが、白く整った歯は相手に好印象を与え、なおかつあなたの健康にもいい影響を与えるのです。これを認めないというのは、**人としてよりよい方向へ進んでいこうという向上心そのものがないということ。**できるビジネスパーソンを目指すあなたなら、そんな考えにはならないはずです。

日本人の歯に対するリテラシーが低いのは、個人のせいだけではない部分もあるでしょう。そもそも歯を白く美しく整えるという文化が欧米に比べ希薄だったこと、また、第4章で詳しくお話をしますが、歯科治療の保険制度という存在が大きな要因であるのは間違いありません。**しかしそれが、歯に関する対策を講じないことの理由にはなりません。**

目の前によりよい価値観、よりよい方法があるのなら、素直にそれを手にして利用してみましょう。多様な価値観を許容する、新しいこと・正しいと思うことを素直に受け入れる姿勢が、できるビジネスパーソンの資質のひとつだと思いませんか。

これまでと異なる基準を受け入れる〝素直さ〟を持とう

歯の美しさが「格差」を作る時代

本章の最後に、口元の美しさが日本人同士においても格差を生み出すというお話をしましょう。

先ほどもお話ししたように、欧米に比べて歯に対する意識が遅れている我が国ですが、それでも一部の日本人たちは、歯がきれいなことが圧倒的なプライオリティとなることに気づき始めています。

世界で活躍する日本人経営者や、トップアスリートの多くは、歯が美しいと思いませんか？

海外の一流のビジネスパーソンを見ると、１００パーセントに近い確率で歯がきれいです。それがグローバルスタンダードだということにいち早く気づいた日本人たちが、同じように歯のケアをし始めているわけです。

私の知人で、大手外資系企業で秘書を務めている女性のお話をしましょう。

彼女は、子どもの頃から歯の1本1本が大きく、特に前歯2本が出ていることがコンプレックスでした（いわゆる〝出っ歯〟です）。

大学卒業後、社会人経験を経てアメリカへ留学。その際、ホストファミリーから「何よりも歯の矯正を優先すべき」と言われたこと、また当時（20年ほど前）のアメリカは日本の半額以下で矯正を行なえたことから、歯科矯正を決断。親知らずを含め合計6本を抜歯し、約3年間かけて矯正をしました。

その結果、コンプレックスだった前歯はもちろんのこと、顔立ちにも変化が起きたのだそうです。奥二重で腫れぼったかった目元がパッチリとした二重になり、下膨れの輪郭が少しほっそりとして、歯だけでなく自分の顔全体に自信が持てるようになったと言います。

矯正にかかる費用が日本よりも安かったとはいえ、留学生時代の限られた経済状況のなか、授業料1学期分にあたる金額はさぞかし大きな負担だったと思います。しかし、彼女は「あのタイミングで歯科矯正を決断しなかったら、その後の人生で、外国人エグゼクティブに秘書として採用される道はなかったかもしれない」と言います。美しい口元が、欧米のビジネス社会でカギになっていることを、日々実感していることがうかがえる言葉です。

彼女のように、美しい口元を手に入れてビジネスを加速させる日本人がいる一方で、多くの日本人は自分の歯に問題があることを理解してはいながらも、対策を後回しにしたり、あえてそこを見て見ないようにしています。あるいは、問題があること自体に気がついてさえいないのかもしれません。

こうして日本人のなかでも歯の格差、ひいてはビジネスや人生の格差が生み出され始めています。

同僚または後輩が、自分よりもステップアップしていっているのは、もしかすると歯を適切にメンテナンスしているからかもしれません。

あなたの知らないところで、ごく少数の覚醒した日本人は美しい歯を手に入れて、人生をどんどん切り拓いているのです。

あなたの知らないところで、こうして歴然とした「格差」が生まれていることに、ぜひ気づいていただきたいと思います。

歯の格差が、健康、コミュニケーション、収入、すべてに格差を生む可能性も

第2章・まとめ

・〝見た目のよさ〟はビジネスシーンにおいて非常に重要である
・歯並びの悪さは、見た目にも健康にも悪影響を与える
・白く整った歯は、欧米をはじめとする海外では当たり前。日本人のデンタルリテラシーも世界基準にしなければ、グローバル化する社会で適応していけない
・つい、自分の（日本の）常識にとらわれてはいないか？　異文化や多様化する価値観を柔軟に受け入れられる日本人ほど、歯を白く美しく整えている

第3章

できるビジネスパーソンは「歯茎も輝いている」理由

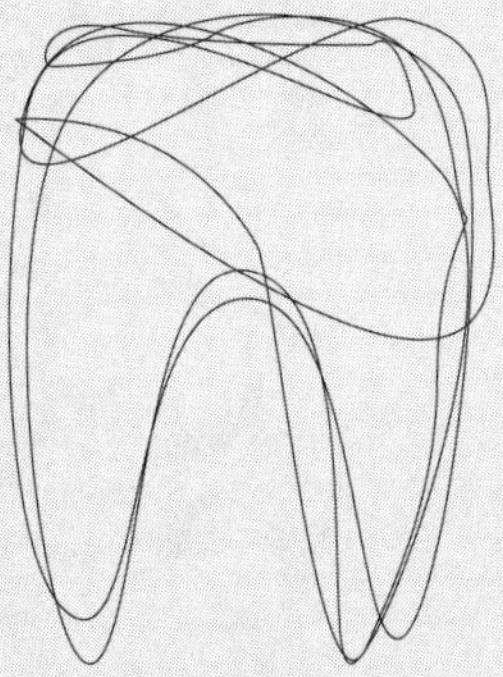

できるビジネスパーソンは
なぜ、歯茎までも輝いているのか?

問題を先送りせず、
《今に向き合っている》
から。

成人の8割が歯周病という事実

「美しい口元」を構成するのは、歯だけではありません。その土台と言える歯茎も、非常に重要なパーツです。

健康な歯茎は、ハリがあってピンク色に輝いています。

話をするとき、笑顔になったとき、美しく輝く歯茎は清潔感と好印象をもたらします。できるビジネスパーソンは、歯だけでなく歯茎の状態にも敏感です。仕事ができる人で、歯茎が黒く変色していたり、赤く腫れ上がっていたりする人はいません。

なぜかというと、**歯茎の健康をおろそかにすると、最悪の事態に発展してしまうことを知っているからです。**

それは「歯周病」という歯茎の病気から始まります。

歯周病は、細菌の感染によって引き起こされる歯茎の炎症性疾患です。

歯周病の段階

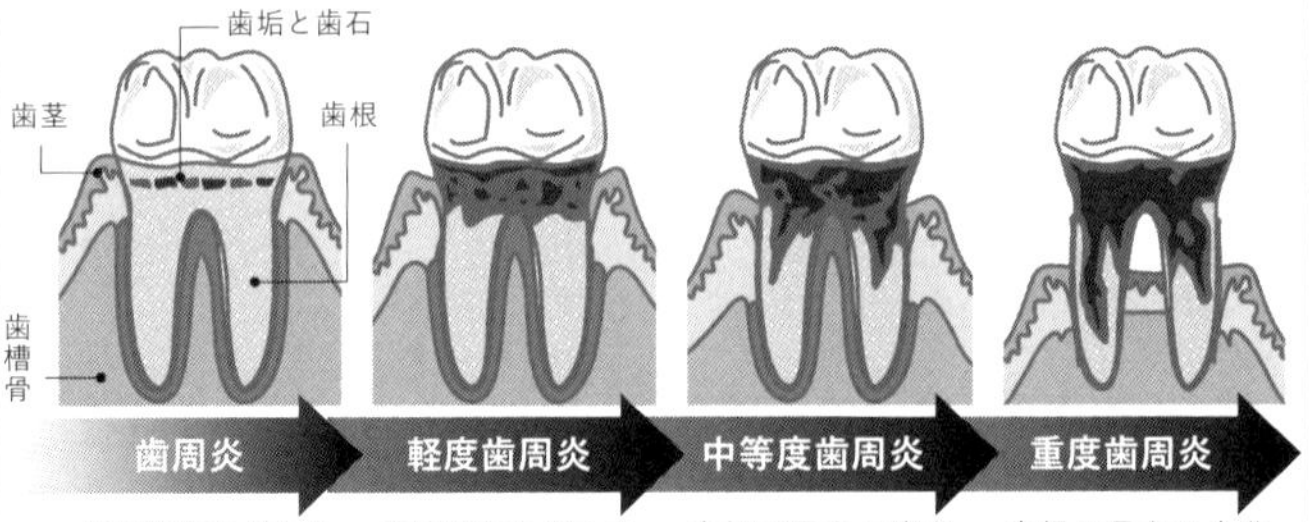

歯周炎	軽度歯周炎	中等度歯周炎	重度歯周炎
歯垢や歯石がたまり、歯肉が赤く腫れ、出血しやすい状態。	歯肉の腫れが大きくなり、歯槽骨が破壊され始めた状態。	歯根の長さの半分程度まで歯槽骨の破壊が進み、歯がぐらついたり膿が出たりする。	歯根の長さの半分以上、歯槽骨の破壊が進んだ状態。歯がグラグラに。

参考：『図解 むし歯・歯周病の最新知識と予防法』倉治ななえ監修（日東書院）

歯磨きをはじめとする日々のケアが不十分なことにより、歯と歯茎の境目に歯垢《しこう》（プラーク）がたまると、そこに多くの細菌が停滞することになります。すると、歯茎が炎症を起こしてしまいます。痛みはほとんどありませんが、赤くなったり腫れたりします。

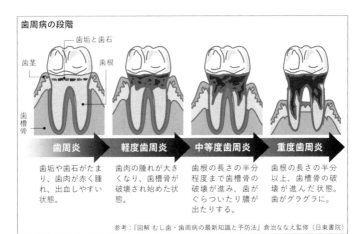

そして病状が進行すると、歯周ポケットと呼ばれる歯と歯茎の境目の溝が深くなり、歯の土台である歯槽《しそう》骨《こつ》が破壊され始めます。歯槽骨が溶けてしまうと、歯がグラグラと動くようになり、最終的には歯が自然に抜けてしまったり、あるいは治療上、人為的に抜歯をしなければならなくなったりします。

現在、日本人の実に8割以上の成人が歯周病にかかっていると言われています。歯周病セルフケアをサポートするさまざまなアイテムを発売しているシステマ

(ライオン)が、「平成28年歯科疾患実態調査」(厚生労働省)を基に発表した情報によると、**30代以上の3人に2人が歯周病に罹患《りかん》していると言います。まさに国民病と言っても過言ではありません。**

さらに恐ろしいことに、歯周病は自覚症状が少なく、痛みもなく進行するため、気がつかないうちに重度になっていることが多々あります。

歯周病の始まりのサインは、「歯茎の腫れ」「歯茎からの出血」「口臭」「朝起きたときの口のねばつき」などですが、こうした症状で「歯医者に行かなくては!」と思う人は多くありません。

しかし、**とりあえず痛みがないからといって、「大丈夫かな」「まあいいか」と問題を放置してしまうのは、放置した先にどんな結果が待っているのか予想できていないからだと言えます。**

歯周病を放置すると、最終的に歯を失うことになります。歯を失ってしまうと、見た目が悪くなるだけでなく、健康にも悪影響が及びます。

そこまで考えて、きちんとした手が打てるかどうかが大事なのです。

それはすなわち、ビジネスにおける「先読み」と同じことです。虫歯の治療だけでなく歯周病治療に関しても、ビジネスに対する姿勢が反映されていると言っても過言ではありません。

「痛みがないから」と言って放置すると、歯どころか骨まで失う

タバコが歯茎に与える悪影響は甚大

日本人の8割の成人が罹患していると言われ、歯どころか骨までも失うリスクのあ

る歯周病の罹患率を上げ、進行を早めてしまうもの。それがタバコです。

日本たばこ産業（ＪＴ）が行なった「２０１８年全国たばこ喫煙者率調査」によると、日本人の成人男性の平均喫煙率は27・８パーセント。昭和40年以降のピーク時（83・７パーセント）と比較すると、約50年間で56ポイント減少したことになります。**成人男性の喫煙率は減少し続けているものの、諸外国と比べると未だ高い水準にあり、約１４００万人が喫煙していると言われています。**

もし読者のなかで喫煙者がいるとすれば、ぜひこの機会にきっぱりとやめることをおすすめします。タバコが歯茎、そして健康に与える悪影響は甚大だからです。

日本臨床歯周病学会によると、喫煙者は、「口臭がある」「ヤニがついて歯が汚い」といった問題だけでなく、**歯周病にかかりやすく、さらには治療しても治りにくいという問題を抱えていることがわかっています。**ある統計データによると、歯周病にかかる危険は１日10本以上喫煙すると５・４倍に、喫煙期間が10年を超えると４・３倍に上昇し、また重症化しやすくなるそうです。

なぜ、タバコを吸うことによって歯周病にかかりやすく治療をしても治りにくい状態になるのでしょうか。それは、タバコの煙に含まれる「一酸化炭素」が組織への酸素供給を妨げ、加えて「ニコチン」が血管を縮ませることで、体が酸欠・栄養不足状態に陥ってしまうからです。

さらにニコチンは、体を守る免疫の機能にも悪影響を及ぼすので、病気に対する抵抗力が落ちたり、アレルギー症状が出やすくなったりします。また、歯茎にできた傷や炎症を治そうとする細胞の働きまで抑えてしまうと言われており、歯周病治療のための手術後も、傷が治りにくくなってしまうのです。

また、ヤニが歯の表面に付着することにより、歯がざらざらして歯垢や菌がつきやすくなるのはもちろん、そのヤニからいつまでもニコチンが染み出し続け、歯や歯茎に悪影響を及ぼし続けます。

諸外国に比べて喫煙率の高い日本ではまだ浸透し切っていませんが、喫煙に対して「自己管理能力が低い」とマイナスな評価を下す価値観は、世界的に見れば一般的です。また、日本の企業のなかにも「喫煙者は採用しない」という旨のメッセージを公表しているところもあります。

喫煙には、見た目の美しさや歯周病をはじめとした健康を損なうリスクのみならず、相手に「自己管理能力がない」と思わせてしまうリスクすらあるのです。こうして考えてみると、タバコのデメリットがいかに大きいかがおわかりいただけるのではないでしょうか。

タバコは歯茎の健康の天敵!

歯周病は命にかかわる

できるビジネスパーソンには先を読む力があり、今起きている問題を軽視せずにきちんと向き合おうとする姿勢があります。だからこそ、進行すれば最終的に歯が抜けてしまう可能性のある歯周病に対しても、抜かりなくメンテナンスをしている人が多いのです。

そういう人は、歯周病のもうひとつの暗黒面を知っています。

それは、歯茎の病気である歯周病が「命にかかわる重大な疾患を誘発する」ということです。

歯周病は、まさに「サイレントキラー」。無自覚のまま進行し、ある日突然命にかかわる病気を引き起こす可能性があります。

では、歯周病になることで、どんな病気にかかりやすくなるのでしょうか。

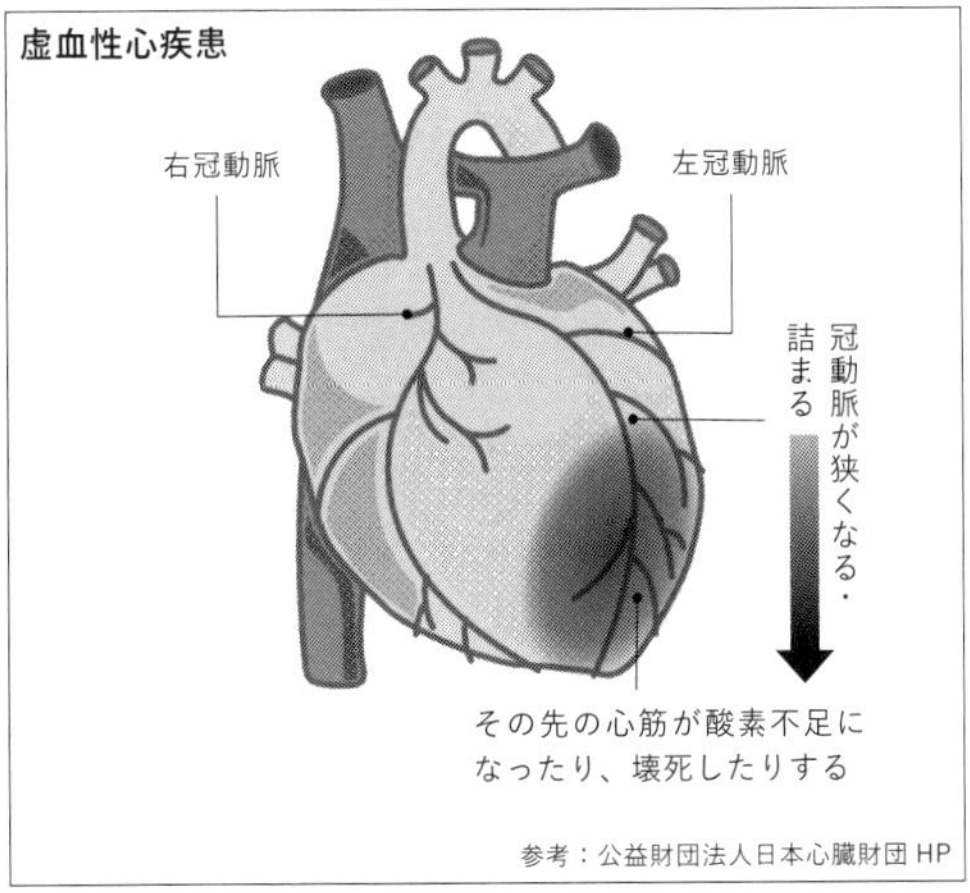

冠動脈が狭くなる・詰まる
その先の心筋が酸素不足になったり、壊死したりする
参考：公益財団法人日本心臓財団 HP

・心臓病

心臓は体中に血液を巡らすポンプであり、人間が生命活動を維持する上で欠かすことのできない臓器です。その重要性は説明の必要もないでしょう。

心臓に血液を供給する動脈を「冠状動脈」と言い、それに起因する心臓病を「冠状動脈性心疾患」と呼びます。そのなかでも、血管の中に〝プラーク〟と呼ばれる沈着物が作られて、血管が狭くなったり詰まったりすることによって起こる病気があります。心臓のポンプ機能が働かなくなる心筋梗塞や、心臓に血液が供給されなくなる狭心症などの「虚血性《きょけつせい》心疾患」です。

最近、**この虚血性心疾患の原因となる血管内沈着物の形成を促進するのが、歯周病原性細菌なのではないかと考えられるようになってきました。**

歯周病に罹患している人の、これらの病気の発症リスクは、歯周病を持たない人に比べて15〜20パーセント高まると言われています。

・**脳血管疾患（脳梗塞）**

心臓の病気と同様の理由から、発症が心配されるのが脳梗塞です。

脳梗塞とは、脳の血管にできたプラークが詰まったり、頸動脈や心臓から、プラークや血の塊が飛んできたりして、脳血管が詰まる病気です。**歯周病の人はそうでない人に比べて、なんと2・8倍も脳梗塞になりやすいと言われています。**

すでに血圧やコレステロール、中性脂肪が高く、脳血管疾患の発症リスクの高い人は、特に歯周病の予防が重要です。

・**糖尿病**

生活習慣病としてよく知られている糖尿病も、歯周病が影響している可能性が指摘

「糖尿病が強く疑われる者」「糖尿病の可能性を否定できない者」の推計人数の年次推移
（20歳以上、男女計）（平成9年、14年、19年、24年、28年）

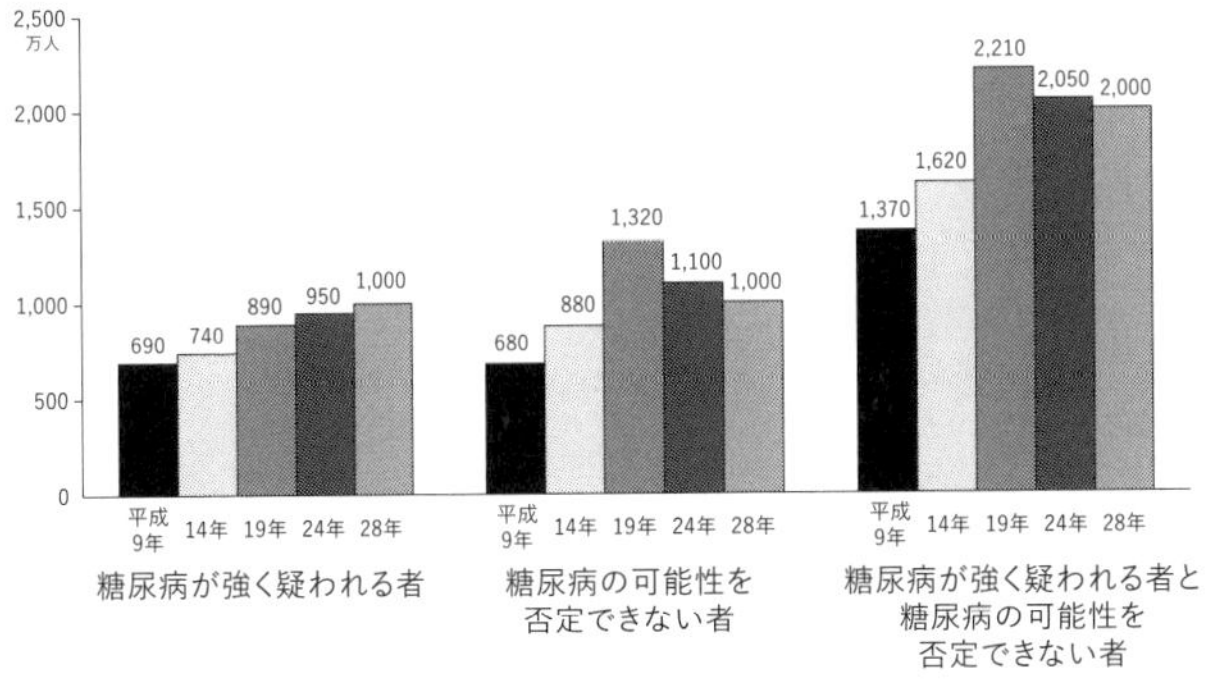

出典：平成28年国民健康・栄養調査結果（厚生労働省）

されています。

厚生労働省の国民健康・栄養調査によると、2016年（平成28年）に「糖尿病が強く疑われる者」の推計人数は1000万人となりました。

糖尿病には、血管障害・神経障害・網膜症・腎症などの合併症がありますが、近年、歯周病も合併症のひとつととらえられるようになりました。

糖尿病になることで歯周病になりやすくなり、また、歯周病になることで生成される炎症性物質が、血糖値を低下させる働きをするインスリンの働きを阻害することもわかりました。**歯周病があることで、血糖コントロールがしにくくなるのです。**

糖尿病のみならず、糖尿病が引き起こす合併症についても考慮すると、その脅威はかなり大きなものになります。

そのほかにも、**誤嚥《ごえん》性肺炎や動脈硬化、骨粗鬆症《こつそしょうしょう》、女性の場合は低体重児出産、早産の可能性が高まる……など、歯周病によるさまざまな体への悪影響が指摘されています。**また近年では、歯周病の病原菌がアルツハイマー病の発病に関連しているという研究結果も出ています。

歯周病をきちんと治療し、予防することで、これらの命を脅かす病気にかかる可能性をぐっと下げることができるのです。

このように、歯周病はたんなる歯茎の疾患ではなく、命をも左右する重大な疾患です。しかし、日本人の多くがその事実に気づいていません。または気づいていても、「自分は大丈夫だろう」と楽観視しています。だから、日本人成人の８割が歯周病という深刻な状況なのです。

歯周病を防ぐためにも、適切な歯のメンテナンス、特にクリーニングが欠かせません。

歯を適切にメンテナンスすることは、健康を守る上で必須なのです。

長く健康に働きたいなら、歯周病を治療&予防しなさい!

目の前の問題を先送りしていないか?

歯周病は、痛みなくやってきて、あなたの歯や、歯を支える骨を破壊していきます。「歯磨きをしたら血が出た」「体調不良のときに歯茎が赤く腫れている」などの初期症状を敏感にキャッチするようにしてください。早期発見・早期対策をすることによって、後に起こる可能性の高い、歯が抜けたり大病をしたりといったリスクから自分を守ることにつながります。

以下、日本臨床歯周病学会のＨＰに掲載されているセルフチェックです。

歯周病のセルフチェック　(https://www.jacp.net/perio/about/)

☑朝起きたとき、口の中がネバネバする
☑ブラッシング時に出血する
☑口臭が気になる
☑歯肉がむずがゆい、痛い
☑歯肉が赤く腫れている（健康的な歯肉はピンク色で引き締まっている）
☑硬い物が噛みにくい
☑歯が長くなったような気がする
☑前歯が出っ歯になったり、歯と歯の間に隙間が出てきた。食物が挟まる

※項目３つ当てはまる………油断は禁物です。ご自分および歯医者さんで予防するように努めましょう。
※項目６つ当てはまる………歯周病が進行している可能性があります。
※項目すべて当てはまる……歯周病の症状がかなり進んでいます。

いかがでしょうか。

ぜひ、ご自身の歯茎の状態をチェックしてみてください。

そしてもし問題があるなら、すぐに治療を始めるようにしましょう。早期発見・早期対策が何よりも大事です。


そしてこれは、そっくりそのままビジネスシーンにも当てはめることができます。

今あなたの目の前にある問題が、１か月後、半年後、１年後、５年後……時を経て大きく膨らんでしまう可能性はありませんか？　あなたはそれをちゃんとイメージしていますか？　その上で、今自分が何をすべきか、対策を考え適切に実行しているでしょうか。

歯茎のメンテナンスをするということは、まさにそういうことです。歯周病は、先送りしても自然に治ることはありません。できるビジネスパーソンほど、今ある問題や問題の火種を敏感にキャッチし、それが後にどうなるか、先読みして対策を〝今〟やっています。

だからこそ、ハリがあってピンク色に輝く美しい歯茎を保っているのです。

目の前の問題と今、向き合おう

第3章・まとめ

・痛みなくやってくる歯周病。放置すれば歯がなくなるだけでなく、心臓病や脳梗塞といった命にかかわる病気に罹患する可能性が高まる

・歯周病を予防するためには、歯茎からの出血など、ほんの小さな変化を敏感にとらえ、適切なメンテナンスを行なう必要がある

・できるビジネスパーソンほど、今ある問題が後にどれほど大きくなっていくのか、先を読む能力に長けており、適切な対策を〝今〟行なっている。だから歯茎が輝いている

第4章

できるビジネスパーソンが「歯にお金をかけている」理由

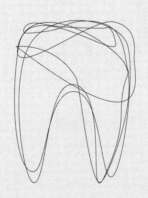

できるビジネスパーソンは
なぜ、歯にお金をかけるのか?

いつでも
《最善の選択》を
しているから。

保険診療では、選択肢が限られているという事実

ここまで、歯がビジネスパーソンの見た目、そして健康に非常に重要な役割を果たしていることをお伝えしてきました。

できるビジネスパーソンほど、この事実に気がついています。だからこそ悪いところがあれば適切に治療をし、再発しないよう定期的な歯科通い、そして自己メンテナンスを行なっているのです。

第１章でもお伝えしたように、重要なのはまず「最高の口腔内を手に入れること」です。最高の治療を体感し、ベストな状態を手に入れているからこそ、定期的なクリニック通いや自己メンテナンスが生きてきます。

最適な治療がされていない状態で、いくら自己メンテナンスに注力をしても、それでは根本的な解決にはつながらないのです。

できるビジネスパーソンは、そのことに気がついています。そのため、歯医者で治療や予防を行なう際、健康保険の対象となる治療（保険診療）だけでなく、「自費診療」についても選択肢に入れています。**保険診療だけでは〝最善〟の治療や予防ができないからです。**

それはいったいどういうことか。まず、歯科治療における日本の保険制度についてご説明しましょう。

日本で受けられる歯科治療には、「保険診療」と「自費診療」とがあります。

保険診療とは、健康保険制度によって少ない自己負担で受けることができる診療のことです。一方、自費診療は、保険適用外なので費用は全額患者側が負担することになります。

日本は「国民皆保険」をうたい、健康保険制度によって少ない自己負担で診察・治療が受けられます（アメリカなど、ほぼ全額自己負担の国もたくさんあります）。健康に安心して生きていくための、素晴らしい社会保障制度だと感じます。**ですが、こと歯**

保険診療でできること・できないこと

	保険診療	自費診療
白い素材の使用	△（一部のみ）	○
アレルギーフリー素材の使用	×	○
歯並びの治療（矯正治療）	△（一部のみ）	○
再生治療を伴う歯周病治療	×	○
予防のための措置	×	○
侵襲の少ない虫歯治療	×	○
インプラント	×	○

科治療においては、医療保険のおかげでいつでも安価に最低限の治療が受けられることで、それが歯科治療のスタンダード、または最高・最善の治療法だと皆さんが勘違いしてしまっているという現実があります。

そもそも自費診療の存在に気がついていない、という人も少なからずいるでしょう。

ここで、日本の保険制度で受けられる歯科治療がどういったものなのか、自費診療で受けられる治療がどんなものなのか、簡単に説明します。

上の表の「保険診療」の欄が、保険の範囲内で受けることができる治療方法。**「自費診療」という欄は、健康保険の範囲外で行なうことができる治療方法です。**

この表を見ていただくと、保険診療でできることがいかに限られたものであるか、そして自費診療を選べばどんな治療が可能なのか、おわかりいただけると思います。

自費診療を含めると、世の中にはさまざまな治療方法があります。**保険診療と自費診療とでは、自費診療のほうが圧倒的に選択肢が多く、また良質な治療が可能になります。**審美的な治療も、保険適用外のため、自費治療です。

しかし、多くの人は自費診療の選択肢の多さに気がついていません。歯医者に行くと、「とりあえず痛いところだけ早く治してください」「保険の範囲内で悪いところだけ治してください」というリクエストをするのが当たり前になってしまっているのです。

その結果、その時々で最善の治療が行なわれず、応急処置のような治療を何度も繰り返すことになります。歯を大きく削られてしまったり、抜歯や神経を抜くなどの処置をされて、詰め物や銀歯だらけになったりします。その詰め物や銀歯も長持ちしません。そのため、虫歯が再発してまた削って、また銀歯をして、ついには入れ歯になって……どんどん自分の歯を失ってしまう結果になるのです。

・歯医者でちゃんと治療を受けて歯を治した
↓
・その結果、とりあえず歯は機能している
↓
・何の問題もない

この思考パターンに陥ってしまっては、**場当たり的とも言える治療のスパイラルから抜け出すことはできません。**

仕事ができるビジネスパーソンほど、「今起きている問題への最善策は？」と考える習慣が身についています。そんな彼らにしてみれば、歯科治療を受ける際、「自費診療」が最善の方法となるのは、当然すぎるほど当然と言えるでしょう。

保険診療では〝最善の選択〟ができない可能性がある

予防歯科は保険診療の対象外！

さらに問題なのが、虫歯や歯周病を未然に防ぐ「予防歯科」は保険診療の対象にはなっていないということです。

私はこれこそが、「予防歯科」という考え方自体が日本人に根づいていかない要因だと考えています。

虫歯や歯周病の「予防のための処置」は、保険の範囲内では行なうことができません（治療後は継続管理としての予防が保険診療で可能です）。保険は、あくまで治療のためのもの。**きちんと予防歯科を行なおうとした場合、自費診療になるのです。**

ここでまず、日本人の予防歯科に対する意識がどのくらい遅れているかを端的に表したデータをご紹介しましょう。

歯磨き関連商品などの大手ライオンが、２０１４年に発表した「日本・アメリカ・スウェーデン　３カ国のオーラルケア意識調査　Ｖｏｌ・２」です。

これまでに歯科医院で受信した診療科目

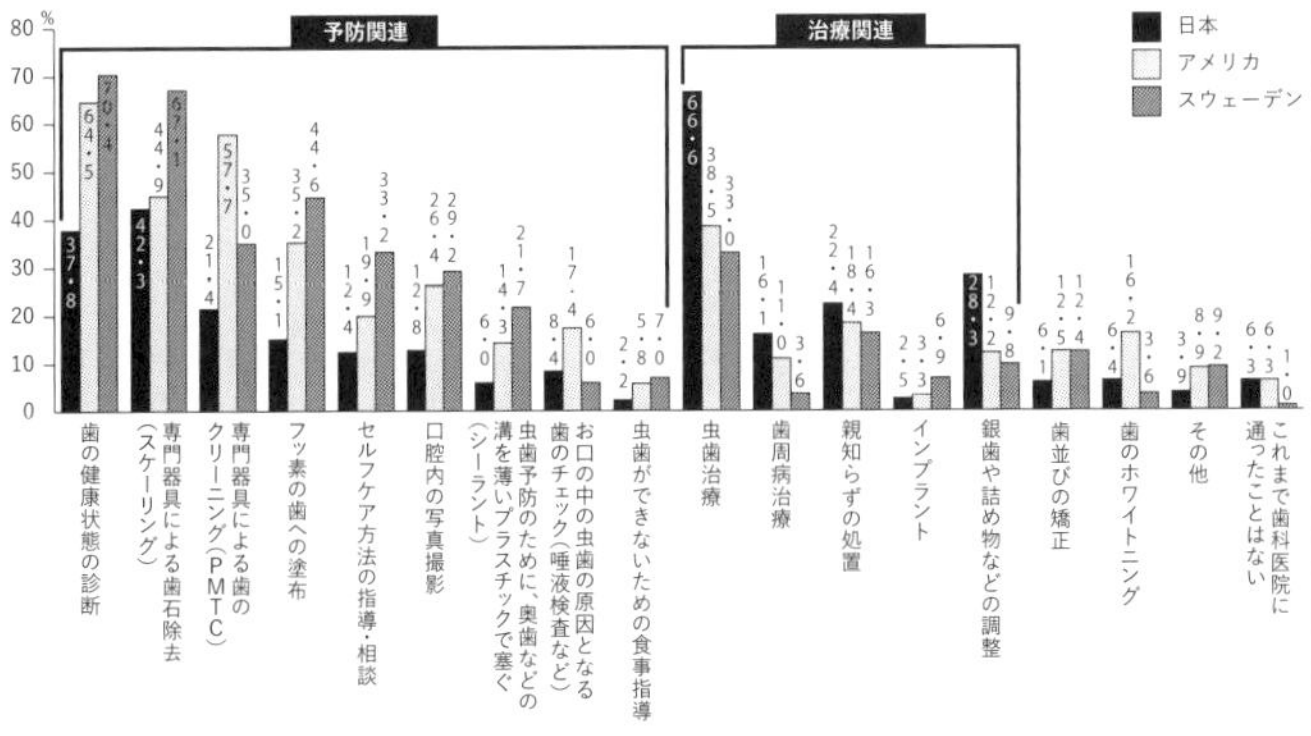

出典：日本・アメリカ・スウェーデン　3カ国のオーラルケア意識調査　Vol.2（ライオン）

日本とアメリカ・スウェーデン（以下、「欧米」と表記）で大きく異なったのは、以下の3点だと、ライオンは指摘しています。

1　**歯科医院へ通う目的**……日本は「治療」、欧米は「予防」

2　**自宅でのオーラルケアの方法**……欧米では歯科医院で学ぶのが一般的。一方、日本ではほとんどの人が自己流で行なっている

3　**デンタルフロスの使用割合**……欧米では半数以上が使用しているが、日本では2割程度

歯科医院を受診した目的について、**日本では「虫歯治療」が66・6パーセントとなっているのに対し、アメリカでは38・5パーセント、スウェーデンに至っては日**

オーラルケアに関して参考にしている情報

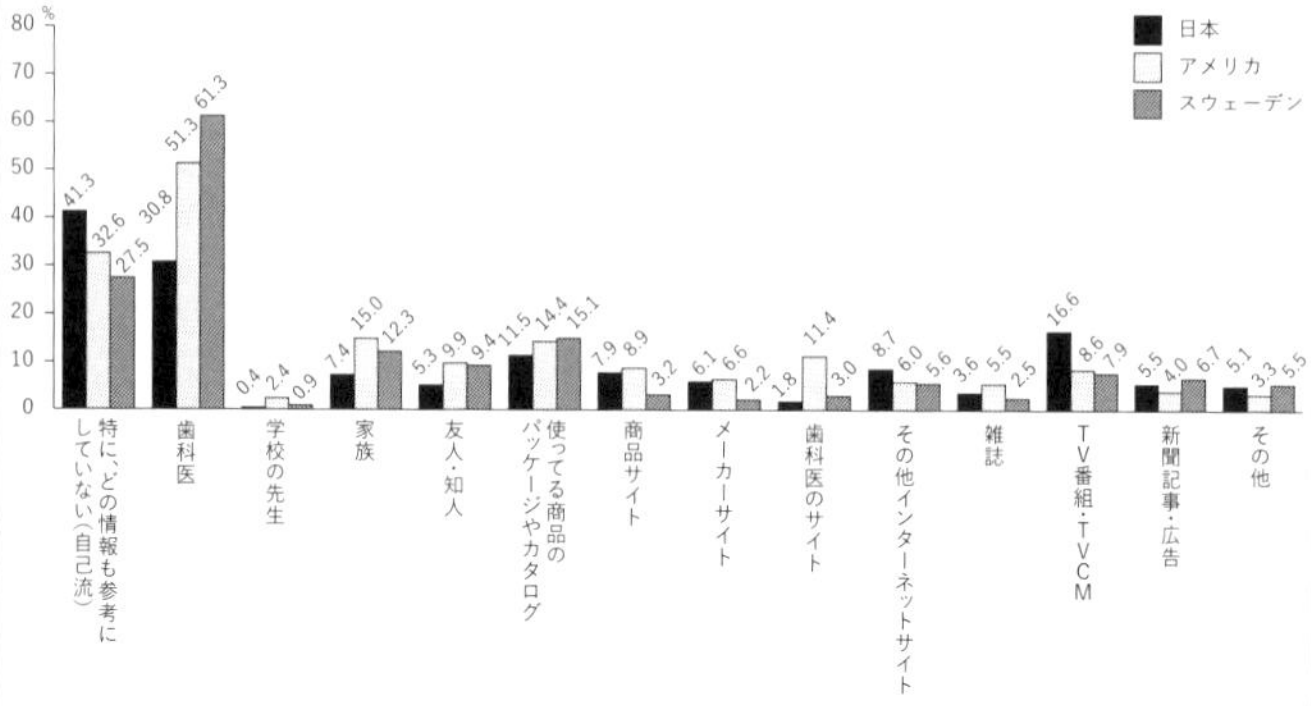

出典：日本・アメリカ・スウェーデン　３カ国のオーラルケア意識調査　Vol.2（ライオン）

本の半数以下の33・0パーセントにすぎません。

一方、欧米で最も多い結果となったのは、「歯の健康状態の診断」で、アメリカは64・5パーセント、スウェーデンは70・4パーセントと、非常に高い率になっている一方、日本は37・8パーセントにとどまっています。

健康保険制度によって少ない自己負担で治療が受けられる日本とは異なり、アメリカでは歯科治療にかかる費用について、公的に補ってくれる制度はありません。歯を悪くしてしまうと多額の治療費がかかるため、それを未然に防ぐための予防に力を入れざるを得ないというのが現実でしょう。**公的な保障がないことが、結果的に歯に対する意識を高めていると言えます。**

また、スウェーデンは20歳まですべての歯科治療を、矯正も含めて無料で受けることができます。この調査

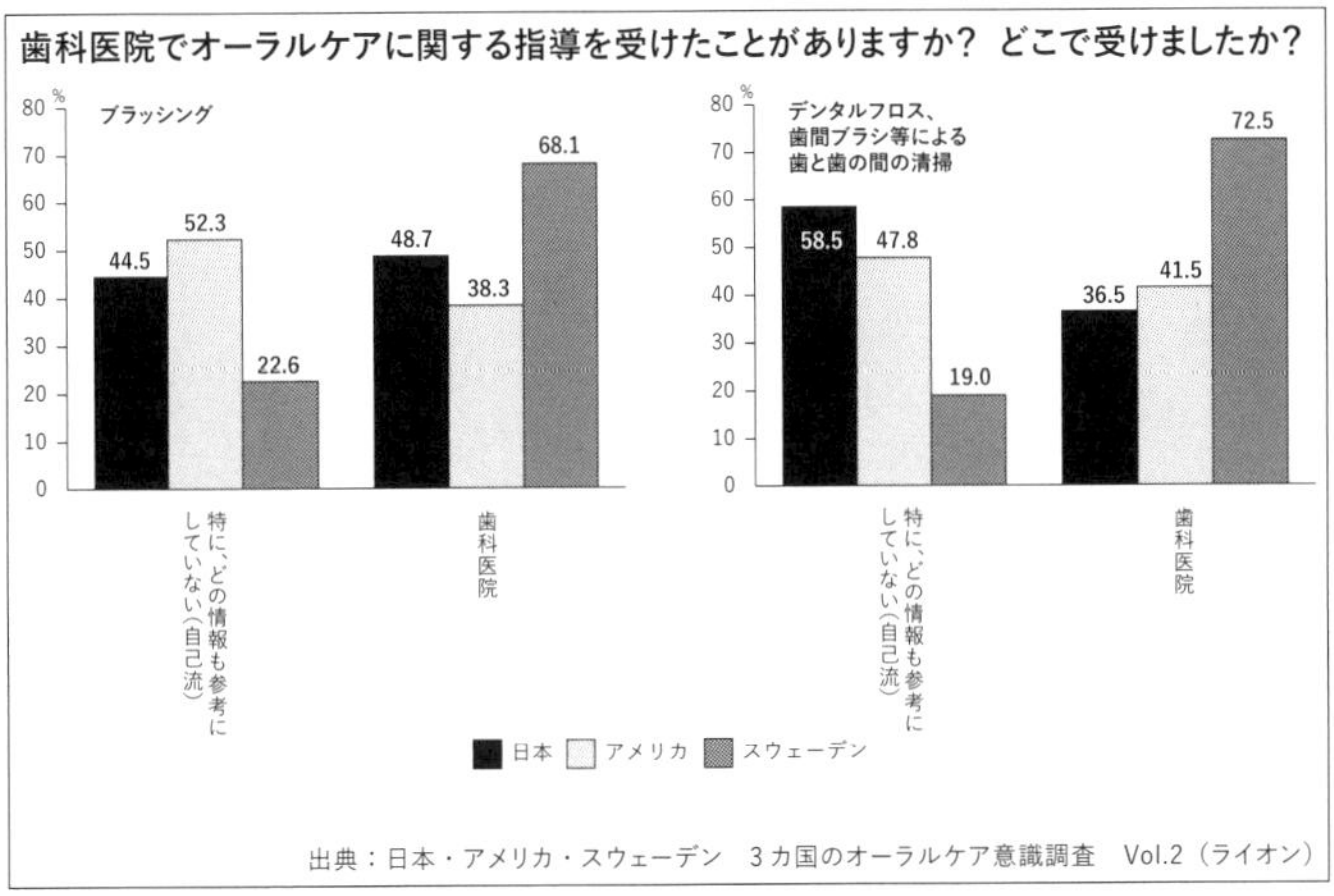

結果は、予防歯科の最先進国と呼ばれるスウェーデンの面目躍如といったところ。**「予防」も含めた、より手厚い公的な保障があることで、歯に対する意識は「高くて当たり前」になっている、と言えます。**

また、自身で行なうオーラルケア（虫歯や歯周病を予防する口腔の手入れ）に関しても、日本が欧米に遅れをとっていることは、調査結果からも明らかです。

オーラルケアの専門家である歯科医院での指導を参考にしている人の割合は、アメリカ51・3パーセント、スウェーデン61・3パーセントに対して、日本は30・8パーセントにとどまっています。それに反比例するように自己流で行なっている人の割合はアメリカ32・6パーセント、スウェーデン27・5パーセントに対して日本41・3パーセントと多くなっているのです。

歯のケアに限らず何事も、最適な方法をプロフェッショナルに学ぶことは非常に重要です。

プロに学ぶことなく、なんとなく自己流ですませてしまう。日本人の予防歯科に対する関心と意識の低さが、この数字によく現れているると言えるのではないでしょうか。

予防歯科を行なわなければ、虫歯や歯周病によって見た目を損ない、命にかかわる病気への罹患率を上げるだけでなく、歯のない老後へまっしぐらです。食事もとりづらく内臓にも負担がかかり、見た目や健康への悪影響もあります。

歯を失わないためには、予防歯科が必要不可欠ですが、日本で予防歯科を行なうためには、自費診療しか選択肢がないというのが現状なのです。

予防歯科の重要性に気づこう

日本人が気づいていない、自費診療の可能性

最善の治療を受けたり、虫歯や歯周病などの問題そのものを発生させないための予防歯科を行なったりするためには、自費診療も視野に入れていかなければならないことをご理解いただけたでしょうか。

では、ここからは、自費診療で行なわれる治療法について具体的に見ていきましょう。

・歯周病の救世主！　歯周組織再生療法

前章で述べたように、日本人の約8割が歯周病だと言われています。歯周病は進行すると、歯を支えている歯槽骨という骨が溶け出すため、歯のぐらつきが起こります。そして歯を支えていられなくなり、最終的には歯を抜かざるを得なくなったり、心臓疾患や脳血管障害、糖尿病などの原因になったりします。

歯周病はこれまで、進行を止めることが最善の方法と言われてきました。**ところが近年、限定的ではありますが、歯を支えている歯周組織を再生させる治療法が開発されました。それが歯周組織再生療法です。**

再生療法は次のふたつに大別されます。

1　GTR法……歯と歯肉の間にGTR膜をはさんで再生させる方法

2　エムドゲイン®療法……歯と歯肉の間に、エムドゲインゲルと呼ばれる、歯が生えてくるときに重要な役割を果たす成長因子を含んだゲル（ジェル）を塗布して再生させる方法

いずれの方法も重度の歯周病には使えませんが、歯を支える歯槽骨の再生を促す画期的な治療法であることは事実です。

歯周病の兆候のある方は、これらの治療が行なえる歯科医院を探して受診してみてください。

歯を失った場合の治療方法

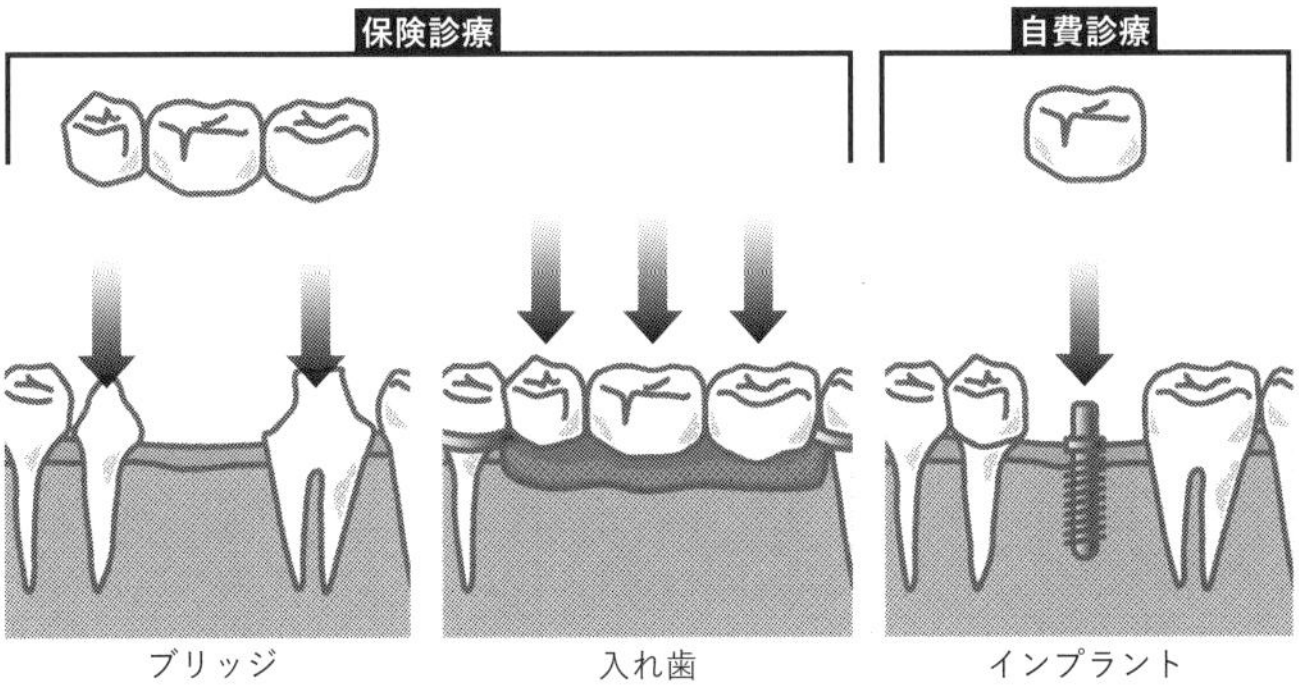

・自分の歯と変わらない力で噛める！　インプラント

歯はすべてがそろっていてこそバランスがとれるものです。歯が抜けたあとをそのままにしてしまうと、見た目はもちろん、噛み合わせが悪くなることによる骨格の歪みや、食べ物がしっかり噛めないことによる消化不良など、さまざまな体調不良の原因になります。

虫歯や歯周病の進行によって歯を抜かなければならなくなった場合、必ず何らかの方法で欠けた部分の歯を補う必要があります。

歯を失った場合、保険診療では、

・隣り合う歯を削ってブリッジにする
・隣の歯に金属を引っかけるタイプの入れ歯を入れる

このいずれかしか方法がありません。

いずれの方法も、健康な歯に大きな負担がかかってしまいます。

噛む力の比較

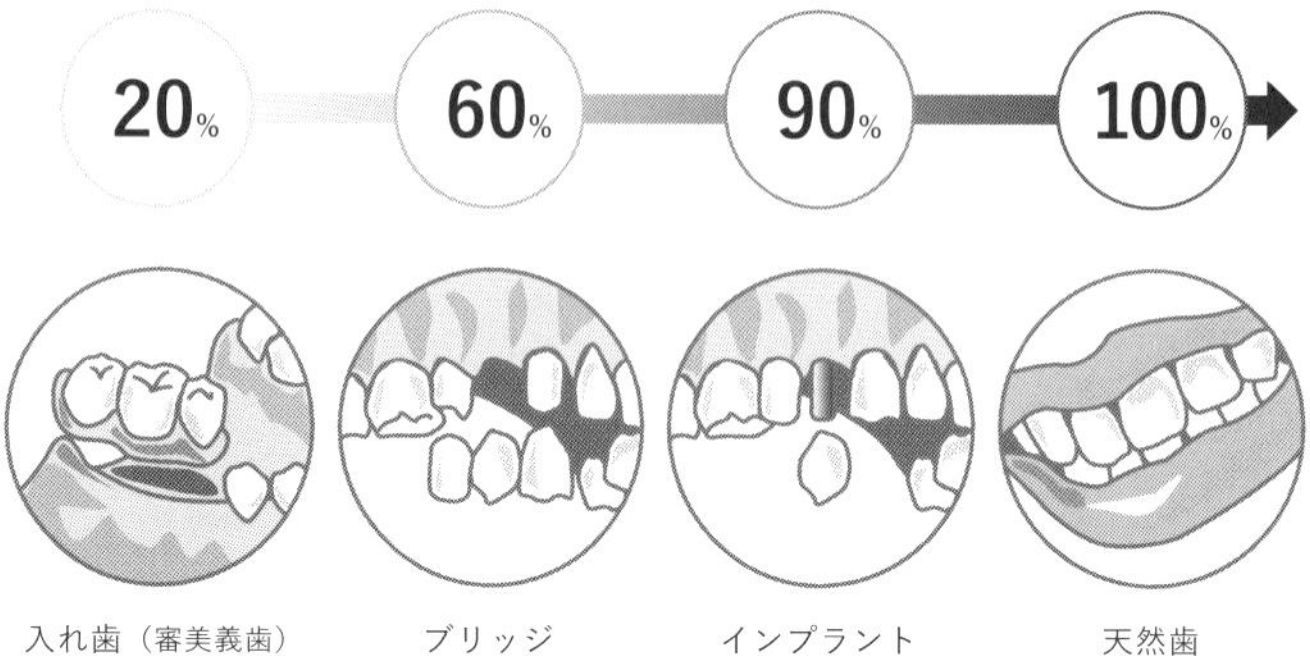

こうしたブリッジや入れ歯の欠点を補うものとして注目されているのがインプラントです。**インプラントは歯が抜けたあとの骨に、骨と結合しやすい性質を持つチタンでできた人工歯根（インプラント体）を埋め込み、その上に人工歯を被せる治療法です。**見た目が美しく、噛むときの安定感もほかの治療法の比ではありません。

上の図は、審美義歯《しんびぎし》（隣の歯に引っかける金属のない義歯）、ブリッジ、インプラント、天然歯のそれぞれの噛む力を推定し、比較したものです。

天然歯を１００パーセントとしたとき、審美義歯やブリッジに比べてインプラントは90パーセントと、非常に強い力を持っています。

もちろん、隣り合った健康な歯の負担になるようなこともありません。

噛む力が強いということは、よく咀嚼ができるようになるということです。**すると、顔の筋肉が鍛えられてシワやたるみの予防になるだけでなく、顔色や顔の肌つやがよくなっていきます。**ビジネスパーソンにとっても大切な、見た目にもよい印象をもたらします。

そして唾液の分泌が促進されて免疫力が高まるなど、健康面でも非常によい効果が得られます。

ただし一般的に、インプラントは歯槽骨の幅が5〜6ミリないと埋め込むことができません。よって、歯周病により歯槽骨が溶けてしまうと、歯を失うだけでなく、インプラント治療の可能性も低下してしまいます。

・人に気づかれずにキレイに！　歯並びを矯正する方法

かつての日本では、八重歯が「かわいい」と言われていました。

しかし、欧米をはじめとする諸外国では理解されない価値観です。その証拠に、多くの外国人が、日本人の歯並びを「悪い」と感じているという現実があります。

加えて、歯磨きなど日々のケアのしやすさにもかかわってくるため、整った歯並びは、見た目にも健康にも重要なのです。

歯並びなどの矯正で健康保険が適用対象となるのは、外科的手術が必要な顎変形症《がくへんけいしょう》を伴っているなど、ごく一部のケースに限られます。

矯正治療は審美的な意味合いが強いため、健康保険が適用外になってしまうのです。

自費診療で歯列矯正を行なう場合、通常はメタルブラケットシステムが使われます。歯の表側にブラケットと呼ばれる金属の装置をつけ、金属のワイヤーで矯正していくという方法です。

比較的費用が抑えられるスタンダードな治療法ではありますが、ひと目で「歯列矯正をしている」とわかってしまうため、審美的な問題がないとは言えません。実際にやったことがある方、または人がやっているのを見たことがある、という方も多いでしょう。

ですが、**最近では人目につかないように矯正する方法が開発されています。**それが、半透明なプラスチック製のマウスピースを使った、マウスピース型矯正装置です。

ブラケット矯正に比べると矯正力が弱くなってしまう場合もありますが、1~2年程度の期間使用することで、目立たずに歯科矯正をすることができます。痛みや違和感が少なく、また金属を使っていないため、アレルギーの心配がないというメリットもあります。

整った歯並びが手に入ることはもちろんですが、矯正をしている間もビジネスパーソンとして働く大切な時間ですから、見た目にも気を使いたいところ。特に人前で話す仕事に就いている人、受付業務や講師業、営業パーソンなどにおすすめです。

・セラミックで白く美しい歯を手に入れる

好印象を与える白く輝く歯を可能にするのが、**美しさに焦点を当てた審美歯科です。**審美歯科が追求するのは、天然の歯と比べてみても識別ができないほどの自然な美しさです。

ただし前述したように、保険診療では審美的な治療は行なうことができません。

審美性の高い治療は自費診療で行なわれます。例えば、**セラミックを使った治療は、審美性の高い治療のひとつです。**

そもそも、虫歯の治療のために被《かぶ》せ物をするとき、保険診療の場合、白い被せ物を使える範囲が上下の前歯4本ずつと、著しく限定されてしまいます。

それ以外の歯は金属の被せ物しか使うことができないため、笑うたびに銀歯がチカッと光ることになってしまうのです。

一方、自費診療であれば、すべての歯に白い被せ物を使用することが可能です。

加えて、保険診療で使用できる白い素材は、歯科用のレジン（樹脂）のみとなっています。しかし、**保険診療で使うことのできるレジンは十分な強度を持っていなかったり、吸水性があるため長期間使用すると黄味がかってきたりといった弱点があります。**

保険診療で白い被せ物が使える範囲

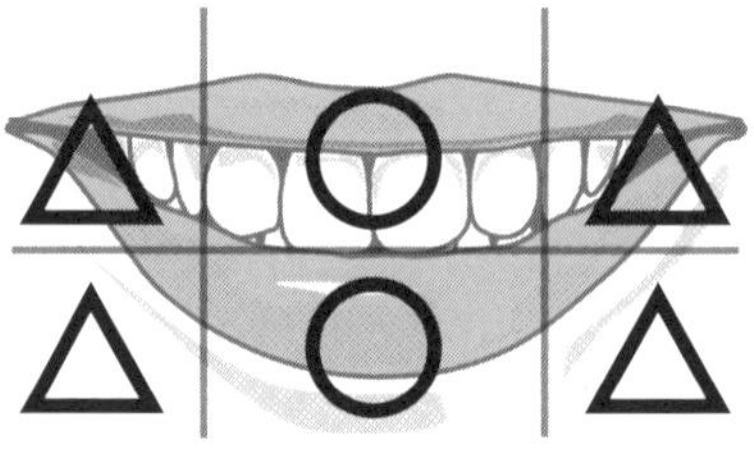

※前歯と一部の臼歯です（しかし、材質はセラミックではありません）

自費診療ならどの歯にも白い被せ物が使える

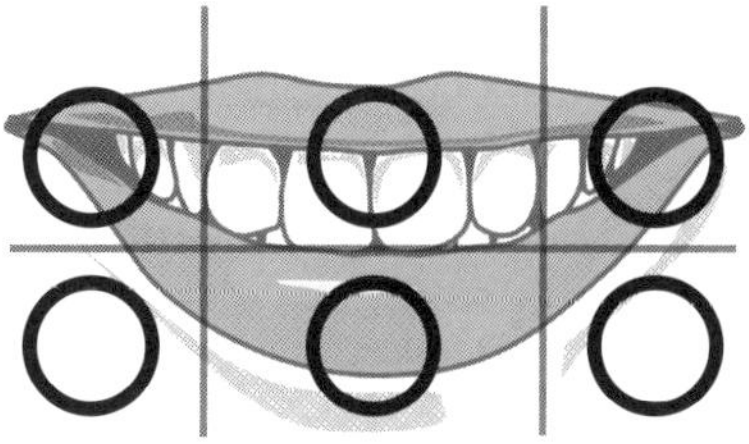

※高品質のレジンや、セラミック素材を選択することもできます

治療直後はよくても、時間の経過とともに破損したり、変色して、隣り合う歯と色の差が出てしまうことがあるのです。

一方、自費治療であれば、保険診療のレジンよりも高品質のレジンを使うこともできますし、セラミック素材を選択することもできます。

セラミックとは陶器と同じ材料で作られた歯科治療素材で、機能性、耐久性、そして審美性などの面で、ほかの治療素材よりも優れています。

セラミックの利点は、以下の通りです。

①見た目が美しく、劣化しにくい

セラミックは陶器と同じ材料から作られるため、自然な色やツヤを持たせることができます。変色や黄ばみの心配もありません。

また、極端に強い力を加えることがない限り、破損のリスクが低く、長期間にわたって使い続けることが可能です。

②汚れがつきにくく衛生的

セラミックは銀歯やレジン歯に比べて硬度が高いため、傷がつきにくく汚れがたまりにくいという性質を持っています。

汚れが蓄積されないため、口の中を衛生的に保つのに役立ちます。

③体への影響が少ない

近年、歯科治療に使われる金属がアレルギー源となり、心身に不調を来すことが知られるようになりました。

セラミックは生体との親和性が高く、金属のように口腔内に溶け出す心配がないため、金属アレルギーを引き起こす心配がありません。

今ご紹介した以外にも、歯の表面をごく薄く削り、そこに女性のつけ爪のような薄いセラミックを貼りつけるラミネートベニア法や、虫歯の悪くなった部分を削り取ったところに、部分的にセラミックを詰めるセラミックインレー法という治療法もあります。

・体に優しい治療法がある

歯科治療で使われる素材が、体に悪影響を及ぼすケースがあります。
保険診療で使われる被せ物は、白い素材であったとしても中に金属が使われていますが、**これが金属アレルギーの原因になることがあるのです。**

かつて保険診療では、虫歯の治療の際、アマルガムや銀などの重金属が使われてきました。

アマルガムとは、水銀とその他の金属を合わせて作る合金の総称で、加工のしやすさと殺菌性に優れていることから、虫歯の詰め物として使われてきた経緯があります。現在、40歳以上の人の口の中に入っている可能性はかなり高いと思われます。

これらが金属アレルギーを引き起こしたり、さまざまな体調不良の原因となっていることが、近年、知られるようになってきました。

沸点が25度の水銀を含んだアマルガムは、少しの刺激で気化しやすい性質を持っています。気化するとその成分が口の中に溶け出してしまいます。

口の中にアマルガムが入っている人は、ものを食べたり飲んだりするだけで、毎日

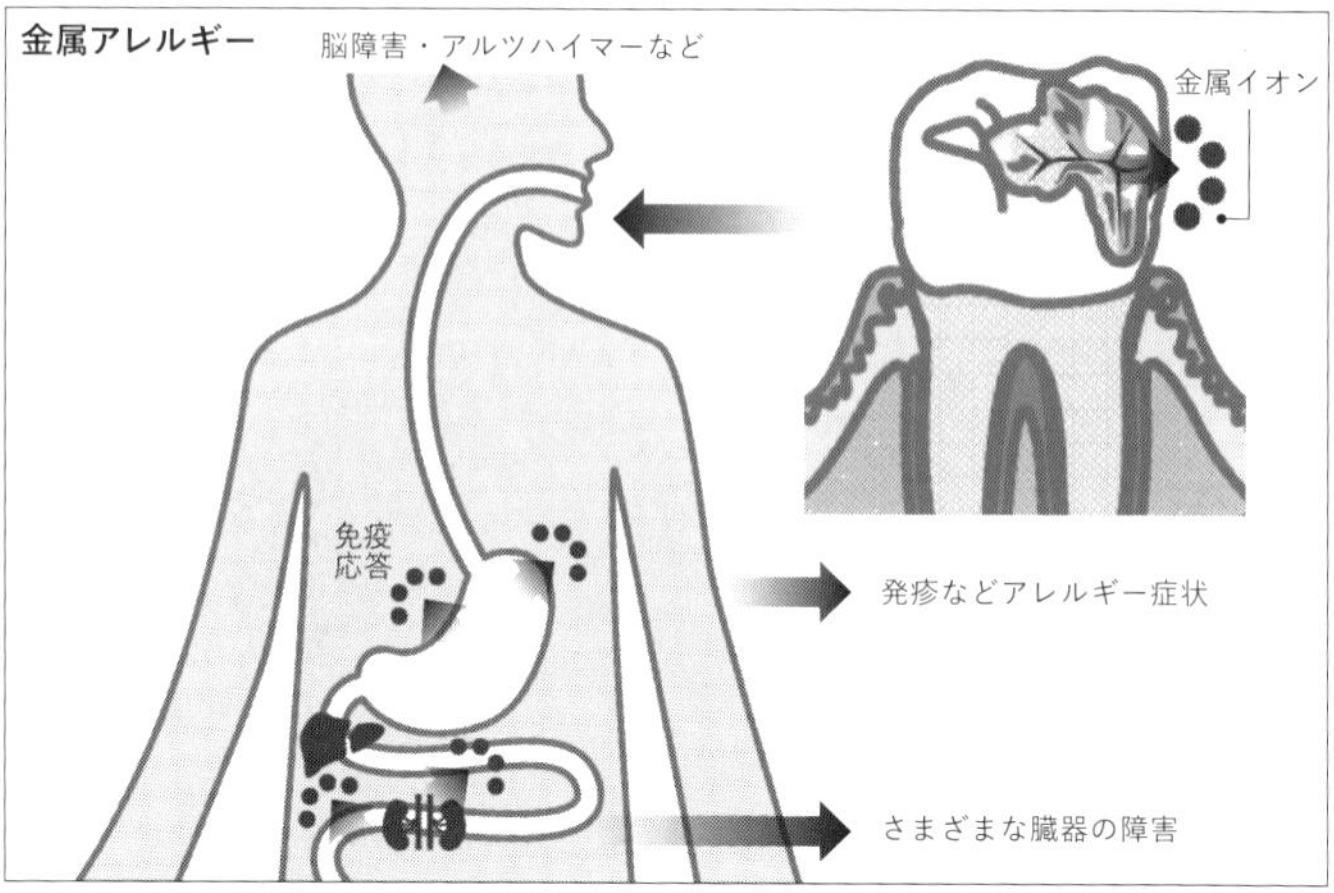

水銀を体内に取り込んでいるわけです。

水銀は視力低下や頭痛やうつ病、アレルギー、喘息、さまざまな臓器の障害を引き起こします。

銀やパラジウム、ニッケルなどは高温多湿に弱いため、口の中で錆《さ》びて唾液の中に金属イオンとなって溶け出しやすいという性質を持っています。

溶け出した金属イオンが体内のタンパク質と結びついてアレルギー源となり、発疹《ほっしん》やかゆみを引き起こします。

ほとんどの場合、患者は口の中の金属によって体に悪影響が起きているということに気がつきません。重症化して初めて、医師の診断などを受ける事態になるのです。

しかし、自費診療による治療では、アレルギーフリーの素材を使うことが可能です。見た目に美しいことはもちろん、健康障害のリスクがないという点でも、自費診療に軍配が上がります。

加えて、自費診療ならば「侵襲《しんしゅう》」の少ない治療法が選ぶことができます。「侵襲」とは医学用語で、「生体の内部環境の恒常性を乱す可能性がある刺激全般」を言います（デジタル「大辞泉」より）。わかりやすく言うと「その治療をすることによって体への負担が大きくなること」「体にダメージを与えるもの」ということです。

保険診療で行なわれている、虫歯になった部分をドリルで削る治療は侵襲が大きくなります。ドリルで削った部分に詰め物をするために、虫歯になっていない部分も削らなければならないからです。

歯は削れば削るほど弱くなるので、できればこの治療は避けたいところです。

一方、自費診療では、保険診療に比べて侵襲の少ない治療が可能になります。

例えば、カリソルブⓇという治療法があります。

カリソルブ®

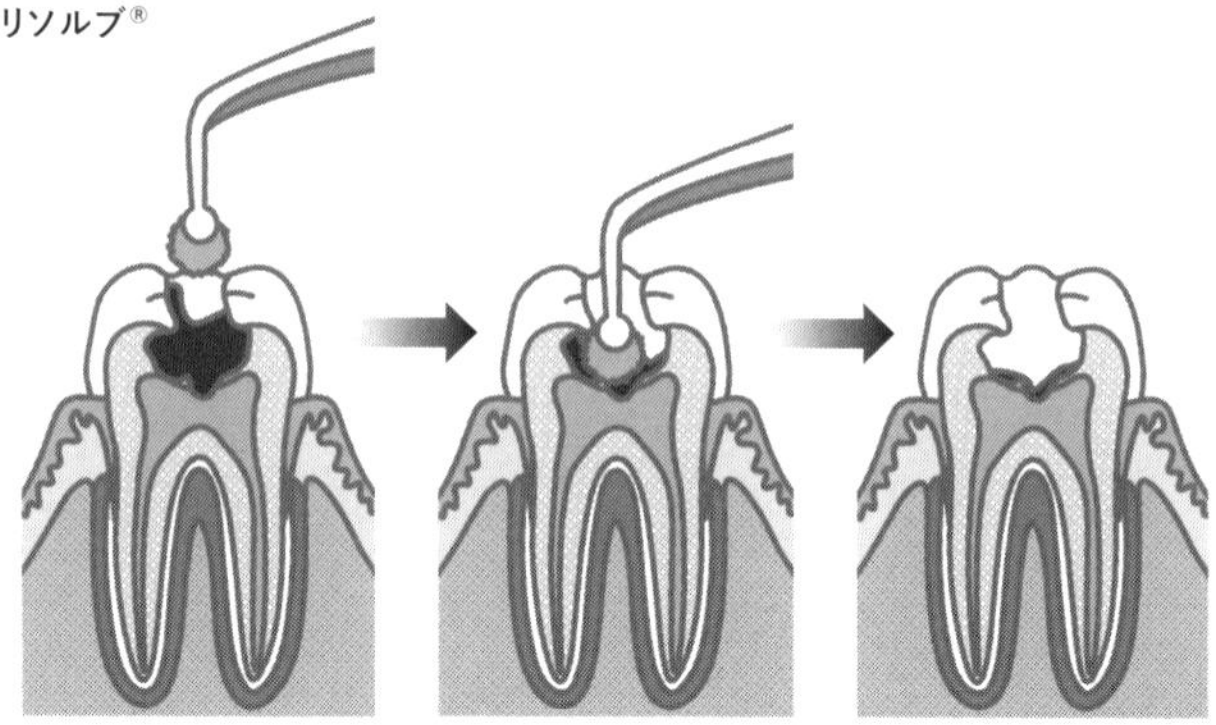
虫歯の部分に、
薬剤を注入する
やわらかくなった
虫歯組織を除去
詰め物をして
治療完了

薬液を虫歯部分に注入して、溶けた虫歯を除去するという治療法で、初期の虫歯にしか使えないという弱点はありますが、ドリルで削る従来の治療法に比べて健康な歯を削ってしまうリスクが最小限に抑えられます。

削る作業がないので、麻酔をする必要もなく、「キーン！」という不快な音に悩まされることもありません。「削らない虫歯治療」ができるという点で、非常に優れた治療法と言えるでしょう。

自費診療のなかには、さまざまな治療方法が存在する！

自費診療でしか受けられない、予防歯科

繰り返しになりますが、自費診療だけでしかできないこと、それが予防歯科です。**そもそも虫歯にならない、歯周病にならないための予防をすることは、問題発生を未然に防ぐ最善の選択です。**

歯科クリニックによって施術の内容は異なりますが、これまでご説明してきたもの以外でも、自費診療でできる予防歯科には次のようなものがあります。

・**最新のCTスキャン撮影**……歯や骨の状態を精密に把握することで、これまで見逃していた虫歯を発見したり、より適切な治療計画を立てたりすることができる。

・**顎関節調査**……顎関節の不具合を調査することで、顎関節症など顎関節の病気を予防、治療することができる。

・**口臭検査**……口臭の度合いや原因菌を解明し、適切な治療から予防までが行なえる。

・**歯周病の原因菌の調査**……唾液の中にある細菌を調査。歯周病の治療から予防までが行なえる。
・**唾液検査**……唾液量や自浄能力の調査。質のよい唾液が十分に分泌される状態を目指して治療をすることが、虫歯や歯周病の予防につながる。
・**プラークチェック**……歯についた汚れ、清掃状況のチェック。日頃のケアで落とし切れていない歯垢を取り除きつつ、自身のケアの行き届いていないところを確認することで日頃のケアを改善、虫歯や歯周病の予防につながる。

そのほかにも、フッ素塗布と言って、歯質を強くするフッ素を歯に直接塗ることで、歯のエナメル質を強くし、虫歯菌を抑制するという方法もあります。フッ素には再石灰化を促す効果もあり、ごくごく初期の虫歯であれば、フッ素塗布だけで治せる可能性もあります。

さらに、最近多く見られるサービスのひとつに「歯科ドック」があります。

歯科ドックとは、口の中を検査して虫歯や歯周病を早期発見するだけでなく、一生涯、自身の歯で快適に食事ができることを目標にサポートをするものです。具体的な内容はクリニックによって異なりますが、さまざまな検査を組み合わせて提供してくれます。

具体的にどんなサービスを受ければいいかわからないけれど、口の中をトータルでケアしてもらいたいという人は、歯科ドックがおすすめです。

こういった予防歯科が、保険診療で受けられたら……。または、費用を負担してでもやるべきだと気づくことができたら、とりあえず痛いところを治すという場当たり的な「治療歯科」から、そもそもトラブルを起こさないための「予防歯科」へとシフトすることができるでしょう。日本にはびこる歯の問題の、根本的な解決の一歩となるはずです。

現状では自費診療でしか予防歯科を受けられません。にもかかわらず、日本人の多くが「自費診療」と言えば「無駄に高額だ」「保険で十分」だと思い込んでしまっています。自費診療でできることがどんなことなのか、知ろうともしていないのは、とても残念なことです。

歯科治療の世界は日進月歩で進化し、新たな治療方法が開発されています。自費診療ではどんなことができるのか？　ぜひアンテナを張って、情報をチェックしてみてください。そして、あなたに合った〝最善の方法〟を選んでください。

少し話がそれますが、アメリカに移住した日本人のなかには、「日本で歯科治療をしておけばよかった」と後悔されている方もいらっしゃいます。前述したように、アメリカでは歯科治療にかかる費用が非常に高額です。日本の保険治療で2000～3000円しかかからない治療が、2万円近くかかる場合もあると言います。

ケースバイケースですが、保険診療はもちろんのこと、自費診療であったとしても日本で治療をしたほうが安い可能性もあります。これから海外に移住して働くという人は、日本にいる間に治療を行なっておくほうがいいでしょう。

意識を「治療」から「予防」へシフトせよ！

お金だけを判断のものさしにしない

口元の治療や予防、メンテナンスを考える上で外すことのできないポイントのひとつが、どのクリニックで、誰に診てもらうかということです。

今やコンビニよりも多いと言われる歯科クリニック。星の数ほどあると言っても過言ではないなかで、いったいどのクリニックを選べばいいのか。どんな歯科医を選べばいいのか。よく聞くお悩みのひとつです。

まず言えるのは、お金だけをものさしにしないということです。

具体的には、自費診療でどんな治療やサービスをいくらで提供しているのか、そこも視野に入れてクリニック・歯科医を選ぶようにしましょう。

たしかに、保険診療と自費診療では、患者側が払う料金に大きな違いがあります。

例えば歯が欠損したとき、保険診療で入れ歯を作っても患者側が払う金額が何万円にもなることはありません。ほとんどの場合、２万円以下で収まるでしょう。

一方、健康保険の適用にならないインプラントを１本入れようとすると、歯科クリニックにもよりますが最低でも30万円程度はかかります。これは全部患者側の負担になります。

２万円と30万円。やっぱりインプラントは高いな……と、この金額の差をもって「自費診療は高い」と決めつけるのは簡単です。

しかし、それですませてしまっては、最善の治療にたどり着くことはできず、本質的な問題の解決にはなりません。**結果として歯が全身の健康に与える影響を軽視していることになります。**

自費診療の治療費は、歯科医師がそれぞれ「適切だ」と思う価格をつけているので、同じ治療をほかの歯科医師がどのくらいの金額で行なっているのかなど、ある程度の相場は調べたほうがいいかもしれません。

しかし、物事には何でも「適正な価値」というものがあります。

量販店の安い服と、一流ブランドの服では値段が違います。２〜３回着たらほつれてきたり、１回洗濯をしただけで毛玉ができたり型崩れしたりする着心地の悪い服と、素材も縫製もデザインも素晴らしく、着心地のいい服では、値段に開きがあって当たり前です。

それと同じことが、歯科治療にも言えます。

安い歯科治療には、誰もが手を出すことができますが、高い治療はその治療の価値を知っている人以外、手を出すことはないでしょう。

あなたは〝歯〟という、あなたの人生にかかわる重要な問題において、本当にいいものの価値を知らないまま、生きていってもいいのですか？

見た目にも美しく、しっかりと上下が噛み合い、健康にいい影響を及ぼす「いい歯」を手に入れることは、ビジネスの成功のみならず、一生の財産を手に入れることにほかなりません。

そのためにかける30万円は、果たして高いでしょうか、安いでしょうか。

30万円かかるという事実ではなく、30万円によってもたらされる健康や見た目といった価値に気がつくことができれば、それは決して高いものではないことがおわかり

いただけることでしょう。

実は、多くの人はお金がないのではなく、歯科治療に投資するお金がないと思い込んでいるだけなのです。

お金の使い方は、そのままその人の価値観を反映します。今、あなたが歯の治療やメンテナンスにお金を使えないというのであれば、それは、歯がもたらす人生への多大なる影響を理解していない、ゆえに投資したくない、ということです。

インプラントに使う30万円は「ない」けれど、旅行や飲み会、映画や芝居などの娯楽や、自分へのご褒美として買うクルマや洋服に使うお金は「ある」のです。

ぜひ、「人生をよりよくする」という目線で、歯科治療というものについて考えを巡らせてみてください。

するとおのずから、自分がどんな治療を選べばいいのかが見えてくるはずです。

人生で大切なものは何か、を判断のものさしにせよ

優秀な歯科医と出会うために大切なこと

どんなに効果的な治療方法を選択したとしても、やはり医者の腕が重要だ……。

たしかにそうでしょう。

しかし、実は優秀な歯科医師の条件や共通項を挙げることはとても難しいのです。どれだけ情報収集をしてみても、どれだけ優れた医者であっても、結局あなたに合った歯科医師であるかどうかは、実際に治療を受けてみなければわかりません。

とはいえ、判断するヒントはあります。

まずは、〝理念〟を持ち、それを発信しているかどうかが、判断基準になります。

歯科クリニックのＨＰなどを確認してみてください。そのクリニックの理念、目指す治療の方向性などが記載されている場合がほとんどです。それらに自分自身が共感できるか、好感が持てるかは、失敗しない歯科クリニック選びのポイントのひとつです。

ほかには、歯科医が論理的な説明ができる思考力を持っているかが挙げられます。

歯科治療、そして治療計画立案には、極めて論理的な思考が必要だからです。

治療計画を説明された際に、「この歯医者さんは論理的に話をしているだろうか、論理的に考えているだろうか」と、意識しながら聞いてみてください。あなたが「理解しづらいな」と感じるならば、その歯科医はあまり論理的とは言えないのかもしれません。

そして、何よりも大切なのが、あなた自身のスタンスです。

どんな歯科医に診てもらうかはもちろん大切なことですが、あなた自身が歯科医とどう向き合うか、ということも重要です。

まずは「これ!」と思う歯科クリニックへ行き、「私の口の中はどうすれば一番いい状態になりますか?」と尋ねてみてください。

能動的に、自ら働きかけることが重要です。「どうすればいいんだろう?」と考える前に、自分から「こうなりたいんです!」と意見と気持ちを歯科医にぶつけてみましょう。

また、理解できないことは積極的に質問をしたり、許可を得た上でメモをとって、あとで自分で調べてみるのもいいでしょう。 実際、いのうえ歯科に通われる患者様のなかには、私の説明を聞きながら熱心にメモをとる方もいらっしゃいます。

もっと言えば、歯医者が変わってしまっても、自分の治療箇所や治療履歴を忘れないよう、「マイカルテ」を作っておくことも、歯に対して主体的になるひとつの方法かもしれません。歯医者からレントゲン画像をもらい、保管しておいてもいいでしょう。

きちんとした歯科クリニックなら、あなたの問いに対して明確な答えを返してくれます。さらに優れた歯科クリニックなら、あなたの不安や迷いといった気持ちの部分にも応えてくれるはずです。もし、はっきりした答えが返って来なかったり、誠実な対応をしてくれないのであれば、そのクリニックで治療を受けるのはやめたほうがいいでしょう。

通常、保険診療の治療がメインのクリニックには「できるだけ安く治療したい」という患者が大勢行きます。皆さん、**自費診療を選択肢に入れて「最高の治療」を想定する習慣がないからです。**

治療を受けるのであれば、自費診療も選択肢に入れた上で、歯科医師自身が常に個々の患者の理想を追求しているクリニックに行くべきです。

私の場合、患者様がどんな目的で来院されたとしても、**「理想を実現するための最高の治療計画を立てましょう」とお話しします。**

治療計画を見ていただき、どんな治療をするのかをご説明し、うちのクリニックでその治療をするのか、別の治療方法を考えるのか、あるいはほかのクリニックで治療を受けるのかを、患者様ご自身に決めていただきます。

歯科医師にその決定をゆだねるのではなく、患者様ご自身に「歯の問題は自分の問題である」ということを認識していただくことが大切だと考えているからです。

厳しい言い方になりますが、歯を治療する原因を作ったのは、ほかでもないあなた自身です。

もちろん、病院側にはできるだけの治療を患者側に提供していくという役割があります。ですが、**優秀な歯科医に高額な治療費を支払えば「なんでも元通り、思い通りになる」わけではありません。**元の健康な状態を目指して「回復」はしますが、虫歯や歯周病になる前の健康な状態に「戻る」わけではないのです。

患者自身が、「まったく元通りになるわけではない」と認識し、回復できたことに対する感謝をしながら、日々のメンテナンスに取り組まなければ、**どれだけ素晴らしい歯科医に出会っても、治療がうまくいかなかったり、再発してしまうケースもあるのです。**

また、ネット上の口コミなどを信じるのはナンセンスです。あなた自身が信頼する人に紹介してもらう、信頼する人が「いいよ」と言っていた歯科医に行くことはいいですが、それでももし、直感的に「違うな」と思う場合は、そのクリニックはやめたほうがいいでしょう。

繰り返しになりますが、何よりあなた自身が納得して、気持ちよく治療を受けることが大前提です。医師だけでなくスタッフの対応、待合室の雰囲気や建物の外観など、さまざまな情報を収集して、自分が気持ちよくいられるクリニックかどうかをチェックしてください。

歯科治療の第一歩は自己主張&歯医者とのコミュニケーション

常に最善策を探せ！

場当たり的な治療と、本質的な最善の治療。どちらがいいかと問われれば、100

人中100人が「本質的な最善の治療」と言うでしょう。

しかし、多くの人がその最善の治療を選択していない、または選択肢の存在に気がついていないのが、今の日本の歯科治療の現状です。

私が仕事で知り合った方のなかにも、「歯医者に行こうと思っているのですが、時間がなかなかとれなくて」「セラミックにしたかったんですが、お金がなかったのであきらめました」と言う人がいます。そういったお話をうかがうたびに、失礼ではありますが「ビジネスでも最善策が選べない人なんだろうな」と感じるものです。

現状で最善の選択肢を探して見つける、それを選んで実行する。これはビジネスの基本ではないでしょうか？

また、最善策を選べる環境を作っておくということも重要だと思います。

私の医院にいらっしゃった80代の男性のお話をしましょう。その方は不動産関係の仕事で財を成した経営者です。若い頃からがむしゃらに、まさに身を粉にして働いてきました。妻と2人の子どもを養った、ビジネスパーソンとしても1人の人間としてもとても立派な方です。

ですが、若い頃にまったくメンテナンスをしていなかったこともあり、歯はボロボロ。ご自身の歯は全部で３本しか残っていないという状態でした。ですが、80歳を迎えて望んだことは、「しっかり自分の歯で噛んで食事を楽しみたい」。なくしてしまった歯、すべてをインプラントにしたいという希望での来院でした。

やはり、食べることは生きること。ご高齢になっても、食事を楽しみたいという想いは強いんだなと感じました。

しかしこの方は、最終的にインプラント治療を行なうことができませんでした。なぜならご家族のご理解が得られなかったのです。全顎で理想の治療をすると、その金額は７００万円以上にもなります。それだけ大きな金額を、彼の一存だけで使うことができなかったのです……。

お金に限ったことではありませんが、自分が「これが最善だ」と思ったとしても、環境によってはそれが選択できない可能性もあります。いつでも自分が最善だと思う選択肢を選べるだけの環境作りが、歯科治療だけでなく、ビジネスでも重要だと言えます。

最善策を見つけ、最善策を選べる環境を作ろう

第４章・まとめ

・保険診療にとらわれていては、最善の治療は受けられない
・すぐそばにある〝最善の方法〟、自費診療の可能性に気づこう
・〝治療〟から〝予防〟へ。問題解決から問題を起こさない方向へシフトすべし
・できるビジネスパーソンほど最善策を見つける。そして最善策を選べる環境を作っている

第5章

できるビジネスパーソンほど、「歯の自己メンテナンスに熱心」な理由

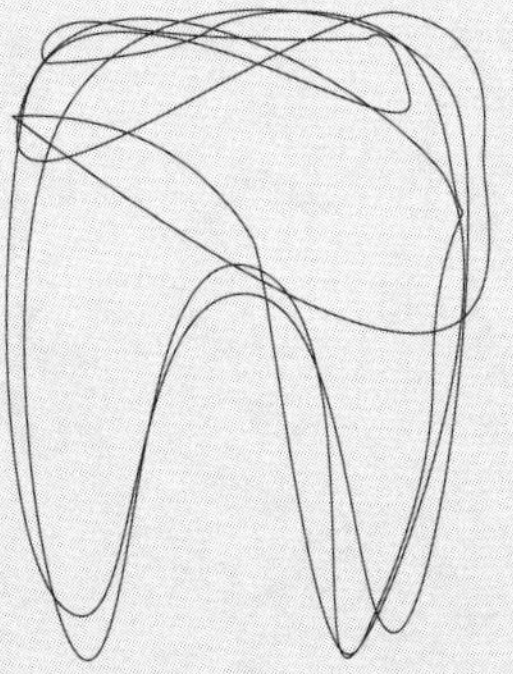

できるビジネスパーソンは
なぜ、歯の自己メンテナンスを熱心に行なうのか？

自己管理こそが
《最大のリスクヘッジ》だと
気がついているから。

歯のメンテナンス＝そもそも問題を起こさない意識

前章で、歯科クリニックでできる予防歯科のお話をしました。素晴らしい歯の治療を受けて、歯がきれいになった上で、適切な予防をすることが美しい口元をキープするための第一歩です。定期的に歯科医院に通い、３か月に1回程度の定期検診を行ないましょう。

その上で大切なのが、自己メンテナンスです。美しい口元を保つためには、日々自分でもできる限りのケアをする習慣をつける必要があります。

できるビジネスパーソンほど、問題を起こさないための「予防」に敏感です。特に近年のビジネスシーンでは、ビジネスが複雑化するに伴って、リスクも複雑化しています。製品の品質不良、顧客対応不備、不適切な就労といった昔からあるリスクに加えて、システムの不正アクセスやセキュリティ問題、メディア活用に失敗してネット上で炎上、自社の風評がガタ落ち……リスクの種はいたるところに潜んでいるわけです。

自社のことであっても、自分自身のことであっても、健全に成長するビジネスを作り出したり、また維持したりするためには、こうしたリスクが現実になることがないよう、日々チェックと対策を行なう必要があるのです。

歯のメンテナンスも同様です。

できるビジネスパーソンは、歯科医での予防歯科、定期検診はもちろん、**日々のメンテナンスこそが最大のリスクヘッジ（口腔内の問題を起こさない）だと気がついているからこそ、歯の自己メンテナンスにも非常に熱心に取り組みます。**

本章では、最高の口腔内環境をキープするために、ご家庭で行なうべき自己メンテナンスの方法についてお話しします。

自己メンテナンスの大きなポイントは「汚れをすぐに落とす」、そして「菌をコントロールする」の2点です。

まずは正しい歯磨きで、意識的に歯の汚れを落とすことから始め、「口の中の菌をコントロールする」ということも意識しましょう。このふたつが自己メンテナンスの大きなポイントです。

自己メンテナンスこそ、最大のリスクヘッジ

汚れは早くしっかり落とす！

まず、口の中の問題を起こさないために大切なのは、**口の中の汚れをなるべく早く落としてしまうことです。**

食べ物を食べると、口の中が酸性に傾き、歯のエナメル質が溶け出します。そのため歯磨きは食事のあと、なるべく早いタイミングで行ない、口の中を中和してエナメル質が再石灰化しやすい状態にしなくてはなりません。

また、一般的に食後8時間ほどで、歯垢（プラーク）という白くネバネバした細菌の塊が作られ始めると言われています。**この歯垢が虫歯や歯周病、口臭といったトラブルの原因になりますので、歯垢ができるより前に歯磨きをして落としてしまうことがベストです。**

もし、食後に歯を磨くタイミングがない場合は、洗口剤を使ってうがいだけでもするようにしてください。食べカスを完全に除去しきれなくても、酸性に傾いた口の中を中和させることができ、雑菌の繁殖を予防するのに役立ちます。なお、最近ではフッ素入りの洗口剤も登場してきているので、虫歯予防も同時にできるようになりました。

その上で、1日1回でもかまいません。磨き残した食べカスや、たまってしまった歯垢をしっかり落としましょう（正しい磨き方は後述します）。

朝の歯磨きの正しいタイミングは、朝食後ではなく起きてすぐです。

睡眠時は、日中よりも唾液の分泌量が減少します。そのため口の中の自浄効果が減少、雑菌が繁殖してしまっているのです。そのまま食事をするよりも、一度口の中の雑菌を除去した状態で、食事をすることをおすすめします。

私自身は、常に歯ブラシや歯間ブラシ、デンタルフロス、洗口剤などを持ち歩いています。外で食事をしたら、そのレストランのトイレで、必ず歯を磨いてフロスを使い歯間のケアをするようにしています。

長年の習慣になっているので、それをしないと気持ちが悪くて仕方ないのです。体感として気持ちが悪いということもありますし、もちろん虫歯や歯周病の予防のためでもあります。さらに、食事のあと、そのままで誰かと会話するときに「食べ物のカスが残っているかもしれない」「食べ物の匂いが口の中に残っているかもしれない」と思うと、相手に不快な思いをさせてしまうのではないかと、おちおち話もできないのです。

これはひとつの例ですが、そのくらい歯に対する意識を徹底することが、自己メンテナンスをする上で必要なのではないかと思っています。

「今、歯はキレイな状態か？」と自分に問いかける

実践！　正しい歯磨きの方法

虫歯や歯周病を予防し、歯を清潔に保つには、きちんと歯を磨いて汚れを落とすことが何よりも大切です。ポイントは「食べカスが歯垢になる前に除去する」ことです。

食後、すぐにきちんと歯磨きをするのが理想的ですが、食後に時間がとれないという人は、1日1回、じっくりと磨いて歯垢を落とすようにしましょう。この歯垢を放っ

ておくと、歯磨きでは取り除けない「歯石」になってしまいます。歯石は歯垢と同様、虫歯や歯周病、口臭の原因になりますので、要注意です。

この機会に正しい歯の磨き方をしっかり身に着けるようにしましょう。

歯を磨く順番

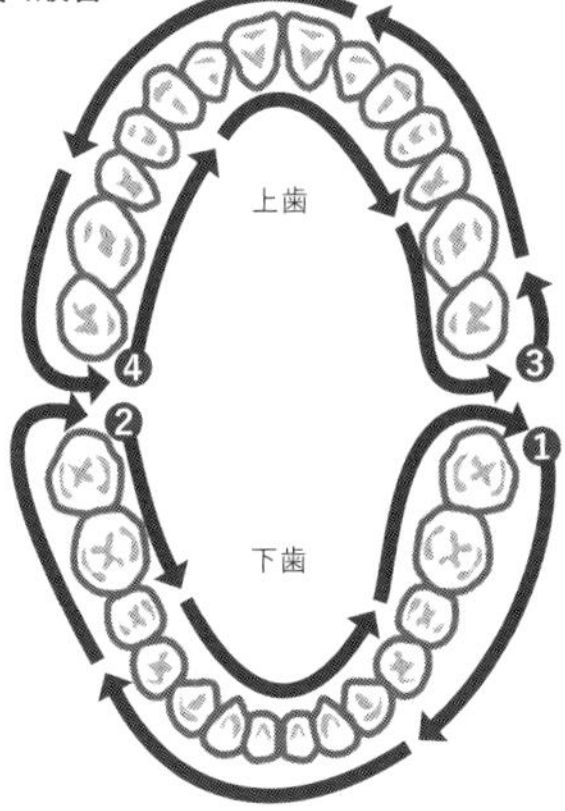

・歯を磨く順番を決めておく

大胆に何本もの歯を、ブラシでガシガシとこするのが「歯磨き」と誤解している人が多いようです。そのやり方ではきちんと汚れを落とすことができません。

歯を1本1本磨くつもりで、歯ブラシを小刻みに動かしながら、磨き残しのないようにしましょう。

それには磨く順番を決め、毎日、その順番通りに磨いていくことです。

どういう順番でもかまいませんが、上の図のように

汚れをすっきり落とす歯磨きの仕方

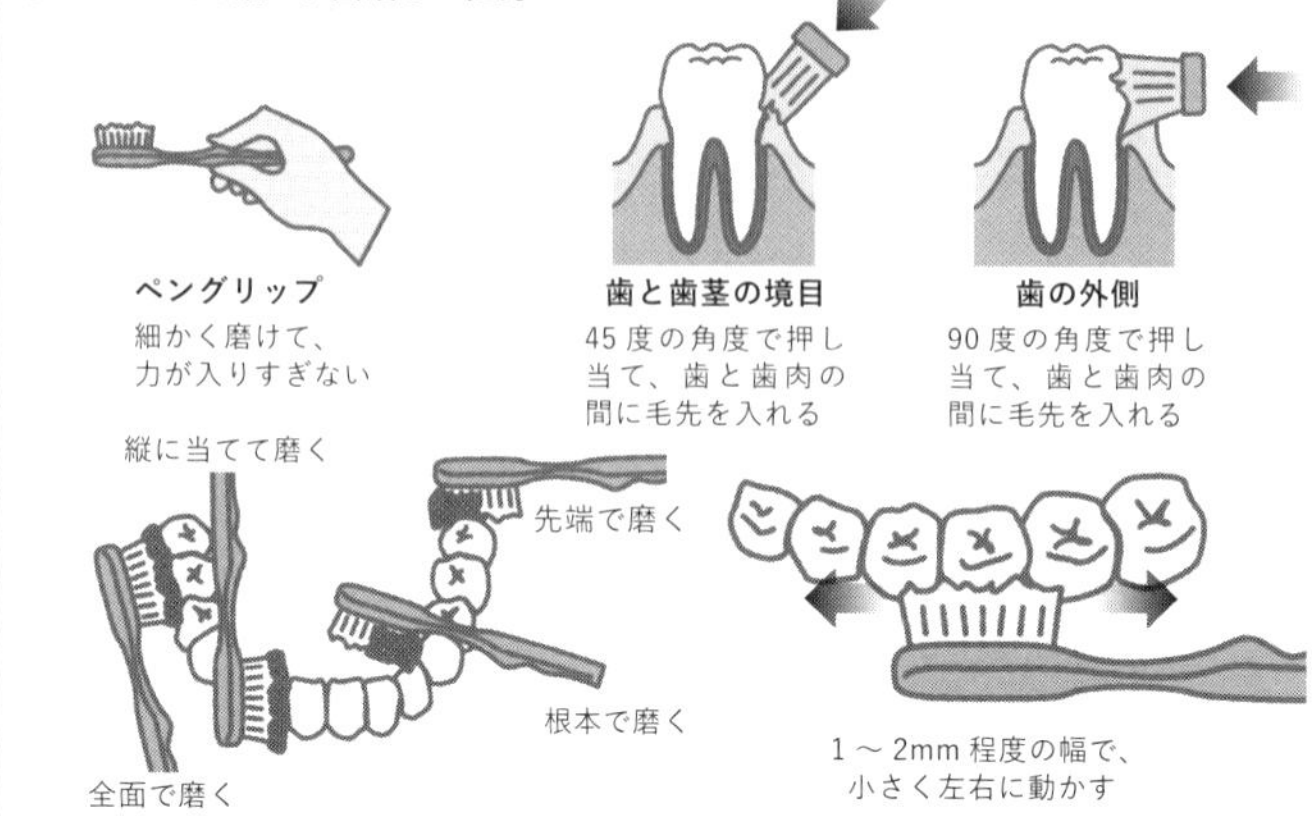

左奥の下の歯の外側から一筆書きのように磨いていくと、習慣にしやすいのではないでしょうか。

・汚れをすっきり落とす歯磨きの仕方

歯ブラシはペンを持つときのように持つのが基本です。この持ち方なら、余計な力がかかりません。握って持つ場合には、力を入れすぎないよう注意してください。

歯に対して歯ブラシは垂直に当てるようにします。歯ブラシを1～2ミリずつ小刻みに動かしながら、1本の歯の表裏それぞれ20回程度、磨くようにしましょう。

磨く場所によって、ブラシの先端や、根本、全面など、ブラシを当てる場所を変えながら、まんべんなく磨いていきます。奥歯のうしろの面は、特に歯ブラシが届きにくく、汚れが残りやすい場所です。入念に磨くようにしましょう。

こうすることで、虫歯や歯周病の原因となる歯垢をきれいに落とすことができます。

特に、歯と歯茎の間は、歯垢がたまりやすいので注意して磨くようにしましょう。歯と歯茎の間に歯ブラシを斜め45度の角度で当てて、ブラッシングをすると、汚れが取れやすいでしょう。

・自分に合った歯ブラシと歯磨き剤を使う

薬局やドラッグストアを見わたすと、たくさんの歯ブラシや歯磨き剤が売られていて、どれを選んでいいか迷ってしまうかもしれません。

まず歯ブラシの場合、大きさは、男性の場合で前歯４本分、女性の場合は３本分を日安にするといいでしょう。

ブラシの硬さは好みに応じて選んでもかまいませんが、決められないのであればやわらかいものを使うことをおすすめします。歯茎に過度な負担をかけることなく、歯垢を落とすことができます。

また、しっかり歯を磨きたい方は、電動歯ブラシを使うのもいいでしょう。

電動歯ブラシは、大きく分けて、①高速運動タイプ、②音波電動タイプ、③超音波タイプの3種類があります。

①高速運動タイプ

ブラシ部分が高速で回転しながら（回転数は1分間2000〜7000回）、歯を磨いていくタイプのものです。歯垢を浮かせて落とし掻き出すのが得意ですが、歯にしっかりと当てていないと、磨き残しが出る可能性があります。

自分で歯ブラシを動かす必要はありません。

②音波電動タイプ

電動歯ブラシに音波の振動を発生させ、汚れを落としていくタイプのものです（振動数は1分間3万〜5万回）。音波振動によって、毛先が触れていないところの歯垢も落とすことができます。

自分で歯ブラシを動かす必要はありません。

③超音波タイプ

超音波でプラークを破壊、除去していくタイプのものです（振動数は1分間100万～150万回）。

歯垢を取り去る力は強いですが、普通の歯ブラシ同様、自分で歯ブラシを動かして磨かなければなりません。

電動歯ブラシの場合は、数千円のものから3万～4万円するものまで、メーカーや機能によって価格が異なりますので、ご自身に合ったものを選ぶようにしてください。
また、電動歯ブラシを使えば汚れが絶対落ちる、というわけではありません。普通の歯ブラシ同様、ブラシを当てる角度なども大切です。メーカーの説明書や仕様書をきちんと読み、効果的に汚れが落ちる使い方をマスターしてください。

そして歯磨き剤は、フッ素入りのものが基本です。

前述したように、フッ素には歯のエナメル質を酸に強いものに変化させる効果があり、虫歯予防に役立ちます。

フッ素を歯に残しておくことが大事なので、歯磨き後のうがいは1回にとどめるようにしましょう。それ以上うがいをしてしまうと、せっかく歯についたフッ素が洗い流されてしまいます。

もし、うがいが1回だけだと口の中に歯磨き剤が残っているように感じる場合には、歯磨き剤を別のものに変えるようにしましょう。いくつか試して、一度のうがいでもすっきり感じるものを選んでください。

その上で、フッ素以外の成分に着目することをおすすめします。

例えば虫歯予防が目的ならば、キシリトールが使われているものを選ぶようにします。フッ素には虫歯になりにくい丈夫な歯を作る効果が、キシリトールには虫歯予防効果があるため、最強の組み合わせとなります。

歯の黄ばみが気になるのであれば、ホワイトニング効果のあるポリアスパラギン酸ナトリウムや、リンゴ酸、ポリリン酸などが含まれているものを選びましょう。

知覚過敏で困っている人は、硝酸《しょうさん》カリウムが配合されている歯磨き剤がおすすめです。

歯周病のある人は消炎効果や殺菌作用のあるものを選ぶようにしましょう。

いずれの場合も、香りや泡立ち、研磨《けんま》性があまり強くないものを選ぶことが大切です。香りや泡立ちが強いと、ちょっと磨いただけですっきり感が得られてしまうため、実は磨き足りていなかった、ということになりかねません。研磨性が強いものは、歯のエナメル質を傷つけてしまいます。

・歯間の汚れはフロスや歯間ブラシで取る

歯ブラシがうまくできれば大丈夫だろうと思う人がいるかもしれませんが、**歯ブラシだけでは、歯と歯の間の歯垢は60～80パーセント程度しか取り除くことができません。**

取り残した部分の汚れこそが、虫歯や歯周病の原因になってしまうので、フロスや歯間ブラシを使って取り除くようにしましょう。

アングルタイプの歯間ブラシ

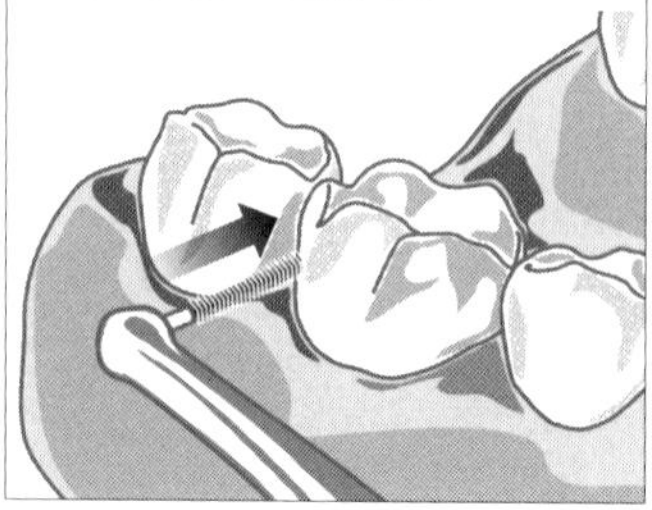

ロールタイプのフロスの使い方

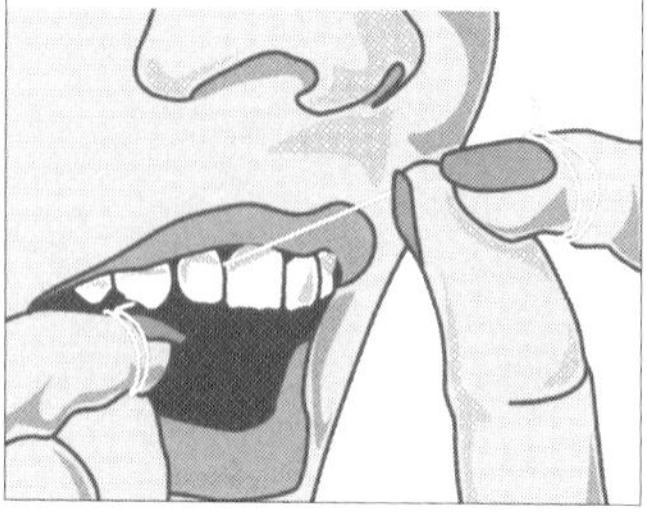

フロスはナイロンの繊維をより合わせて糸状にしたもので、歯と歯のすき間の狭いところに使います。

指に巻きつけて使うロールタイプのものや柄のついたものなど、いくつかタイプがあります。何種類か用意して、場所に応じて使い分けるようにするといいでしょう。

歯間ブラシにもさまざまなタイプがありますが、ブラシと柄が一直線でないアングルタイプと呼ばれるものが前歯にも奥歯にも使いやすいでしょう。

歯磨きの道具はさまざまなものが発売されています。ここで紹介した内容を参考にしながら、自分に合ったものを見つけてください。気になったものは購入して試してみることも、美しい口元、ひいてはビジネスパーソンに重要な〝見た目〟と〝健康〟への重要な投資です。

自分に合った道具を駆使せよ!

唾液の重要性を知っておこう

汚れを落とすことと同様に大切なのが、口の中の菌をコントロールすることです。

菌をコントロールするためには、菌の巣窟である歯垢や歯石をきちんと取り除くこと、そして唾液をしっかりと出すことが重要です。

少し話がそれますが、皆さんは、そもそも唾液がご自身の健康にどのような影響を与えているかご存じでしょうか?

おそらく、唾液が健康維持に重要な役割を果たしていることを理解し、唾液をより分泌するためのアクションを実行している人は、ほとんどいないでしょう。実は唾液は虫歯や歯周病の予防だけでなく、健康を保つ上で大変重要な働きをしているのです。

ここで簡単に、唾液の主な機能をご紹介していきましょう。

①口の中をきれいに保つ（自浄作用）

唾液には自浄作用があり、口の中の汚れを洗い流す働きをします。唾液が十分に分泌されているとこの機能がうまく働きますが、分泌量が低下すると細菌が繁殖しやすくなります。すると口臭がきつくなり、虫歯や歯周病の原因になったりします。

②口腔内が酸性になるのを抑制する（緩衝作用）

歯の表面のエナメル質は、酸で溶ける性質を持っています。食べ物を食べると口の中が酸性に傾きますが、唾液がそれを中和させる働きをします。

虫歯の予防という点でも、十分な唾液が分泌されることはとても重要なのです。

③歯のエナメル質の再石灰化を促し虫歯を防ぐ（再石灰化作用）

食べ物を食べ、口の中が酸性に傾くと、歯のエナメル質が溶け出しますが（脱灰）、唾液に含まれるカルシウムやリン酸が脱灰したエナメル質の修復をする（再石灰化）働きをします。

唾液がしっかり分泌されていて、脱灰と再石灰化のバランスが保たれていれば、虫歯にはなりません。

④細菌やウイルスの侵入を防ぐ（抗菌・免疫作用）

私たちの体は、常に外部にある細菌やウイルスの脅威にさらされています。

唾液に含まれるリゾチームや免疫グロブリンなどの抗菌物質は、口から入って来ようとする雑菌やウイルスを抑える役割を担っています。

またこれらの物質には、口の中の雑菌の繁殖を防ぐ役割もあります。

⑤アンチエイジングホルモンを分泌する（アンチエイジング作用）

唾液には心身を若々しく保つパロチンというホルモンが含まれています。

唾液の分泌を促すことで、アンチエイジング効果が期待できるのです。

また、唾液中のペルオキシダーゼという成分には、さまざまな病気の原因になるとされる体内の活性酸素の発生を抑える働きもあります。


唾液はこのように、口腔内の菌の繁殖を防ぎ、虫歯や歯周病、さらには体を若々しく健康に保つ上で大きな役割を果たしています。

そして、その重要な役割を担う唾液の分泌を促すのが、「上下がしっかり噛み合った歯」なのです。上下がしっかり噛み合った歯を持ち、しっかりと唾液を出すことが口腔内の菌のコントロールにつながり、結果的に虫歯や歯周病の予防にもつながります。


菌のコントロールという点からすると、キシリトールを定期的に摂取することも効果的です。

虫歯にはさまざまな要因がありますが、そのなかでも大きな原因のひとつがミュータンス菌です。キシリトールを適量、定期的に摂取することでミュータンス菌を減らす作用があり、結果的に虫歯を予防することができます。

キシリトール配合のガムなどはたくさんありますし、タブレットタイプのものも販売されています。歯科医に相談しながら、適当なものを選ぶとよいでしょう。

口の中の菌を意識してコントロールしよう

口腔内の血流を促すマッサージ

ここで、菌のコントロールに重要な役割を果たす唾液を増やすマッサージ法をご紹介しましょう。

口の中にはたくさんの毛細血管があり、東洋医学でいうところの「ツボ」も数多く

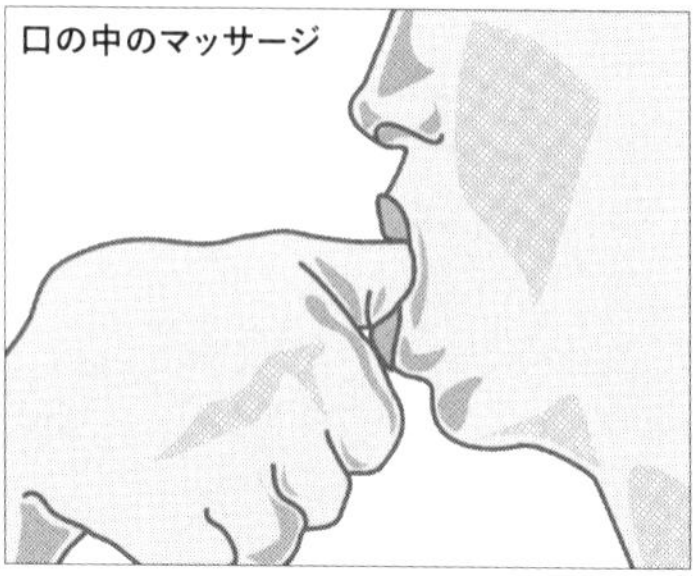
口の中のマッサージ

存在しています。

毛細血管は粘膜のすぐ下を走っているので、軽くマッサージすることで容易に血流を促すことができます。

血流がよくなることで、唾液の分泌が促されて口臭や虫歯、歯周病の予防、美肌効果が期待できます。

やり方は簡単です。頬の粘膜を親指の腹で上から下へとなでおろしていくだけ。親指の位置をずらしながら、まんべんなくマッサージしていきましょう。あまり力を入れすぎず、サーっとなでるくらいの力強さで行なうといいでしょう。

唾液の分泌が促されるため、唾液が垂れてくることがあるので、お風呂の中で行なうといいかもしれません。

〝磨く〟だけがケアではない！

食生活を改善する

虫歯や歯周病を予防して口の中を健康に保つには、正しい歯と歯茎のケアと並んで、食生活の見直しをすることも大切です。

・歯を左右均等に使い、よく噛むようにする

「何を食べるか」よりも「どうやって食べるか」が重要です。

多くの人は無意識にものを噛んで食べています。虫歯や歯周病のある人は硬いものが噛みにくいので、やわらかいものばかり食べるようになりがちです。もし右の奥歯が虫歯になっていて痛みがあると、左の奥歯でばかり噛むようになり、あまり意識しないまま左右不均等な噛み方になっていきます。痛みが気になれば、あまり噛まずに飲み込むようにして食べるようになっていくでしょう。

こうして無意識のうちに、左右均等にバランスよく噛むことをしなくなっていきます。**しかし「噛むこと」の効能は、一般の人が考えるよりもはるかに大きいものです。歯を左右均等に使ってよく噛むようにすると、唾液の分泌量が増えて免疫力が強化されるほか、最近では脳の活性化に役立つことが知られるようになってきました。**

噛むことで脳内の血流が増え、脳が活性化するのです。特に、判断・感情・行動・記憶・コミュニケーションなどをコントロールすると言われている前頭前野の機能がアップするというのは、ビジネスパーソンにとっても重要な事実です。

だからこそ、「食べやすい」という理由でやわらかいものばかり食べるのではなく、歯ごたえの感じられるものを積極的に食べるようにすることが大切なのです。

ここでひとつ注意していただきたいのは、「歯ごたえの感じられるもの＝硬いもの」というわけではないということです。硬いお煎餅や軟骨のようなものを食べるのは、大人の歯には負担になります（成長期にスルメのような硬いものを噛むことがいいという見方はあります）。例えばお豆腐や、そうめん、茶碗蒸しやプリンのようなやわらかいものばかりを食べて、咀嚼の回数が減ってしまうのがNGという意味です。

やわらかすぎないように調理した食べ物を、ひと口当たり20〜30回咀嚼するようにして、唾液の分泌を促すようにしてください。

加えて、左右の歯を均等に使うことを意識しましょう。前述したように、片側だけで噛み続けると噛み合わせがおかしくなり、顔が歪み、体全体の骨格にも悪影響を及ぼします。

・唾液の質を高めるために繊維質をたくさんとる

唾液は体を健康に保つために重要な役割を果たすとお伝えしましたが、実は「量」だけでなくその「質」も問題です。

唾液には「よくない唾液」と「いい唾液」があるのです。

よくない唾液とは酸性に傾いた唾液のこと。虫歯などの雑菌が繁殖した口の中で、よく見られる唾液で、ネバネバしているのが特徴です。

それに対していい唾液は中性の唾液で、水のようにサラサラしています。

繊維質の多い野菜や、海藻類を含んだバランスのよい食事をとることで、唾液がサラサラしていきます。積極的にとるようにしましょう。

また、「まごわやさしい」という言葉をご存じでしょうか？　バランスのとれた栄養素を備えた食材たちを指す造語で、それぞれの文字が次のことを表しています。

ま……豆
ご……ごま
わ……わかめ
や……野菜
さ……魚
し……しいたけなどのキノコ類
い……いも類

唾液の分泌だけでなく、理想的な栄養をとるための指標としてわかりやすいものなので、ぜひ覚えておき、食事のたびに意識するようにしてください。

・間食を控え、デザートは食事の直後に食べる

「口の中の汚れをすぐに落とすことが大切」とお伝えしましたが、その理由は口の中に食べカスがあることで、口内が酸性に傾き、虫歯の原因になるからです。

よく、甘いものが虫歯の原因になると言われていますが、「甘いもの＝虫歯の元」というわけではありません。

食べるものが甘いか甘くないかというよりも、どのくらいの時間、口の中が酸性に傾いているか、どのくらいの時間、食べカスが残っているかのほうがよほど重要なのです。

いちばんよくないのはダラダラと食べ続けることです。1日に何度もおやつを食べたり、ノンシュガー以外の飲み物を飲んだりすることのほうが、虫歯の原因になりま

す。

大切なのは、口の中を中性に戻して、歯のエナメル質の再石灰化を促す時間を長くするということです。

甘いものを食べたい場合は、食事の直後に食べるようにしましょう。もちろんそのあと、すぐに歯を磨くことを忘れずに。

なお、食事と食事の間に飲むのは、水やお茶などノンシュガーのものにするとよいでしょう。

・健康食品ブームには注意が必要

高齢社会が到来し、今、かつてないほどの健康ブームが続いています。

健康への意識の高いビジネスパーソンの皆さんも、食品やサプリメントなどを日常生活に取り入れているのではないでしょうか。

それ自体はとてもいいことなのですが、なかには歯の健康を考えた場合、「どうなのかな?」と思えるものもあります。

例えばお酢を飲むことです。

お酢は際立った風味を持つため、塩分の代わりになるなど、健康に寄与する食品であることは事実です。

しかし、こと歯に関して言えば、大量に飲むようになると、お酢の酸が歯のエナメル質を溶かす「酸蝕症《さんしょくしょう》」の原因になります。

酸蝕症はエナメル質が溶けることによって歯が薄くなり、知覚過敏で歯に痛みを感じたり、虫歯になりやすくなったりする疾患です。

ビネガードリンクはもちろんのこと、クエン酸入りの飲料やフルーツジュース、コーラやスポーツドリンクなども、酸蝕症の原因になります。長時間、ダラダラと飲み続けるのはNGです。もし、こうしたドリンク類を飲みたいのであれば、食事と一緒にとるようにしてください。唾液が洗い流してくれます。

なお、お酢を使った料理については、ダイレクトにお酢が歯に触れるわけではないので、あまり心配はいりません。

歯根膜とは

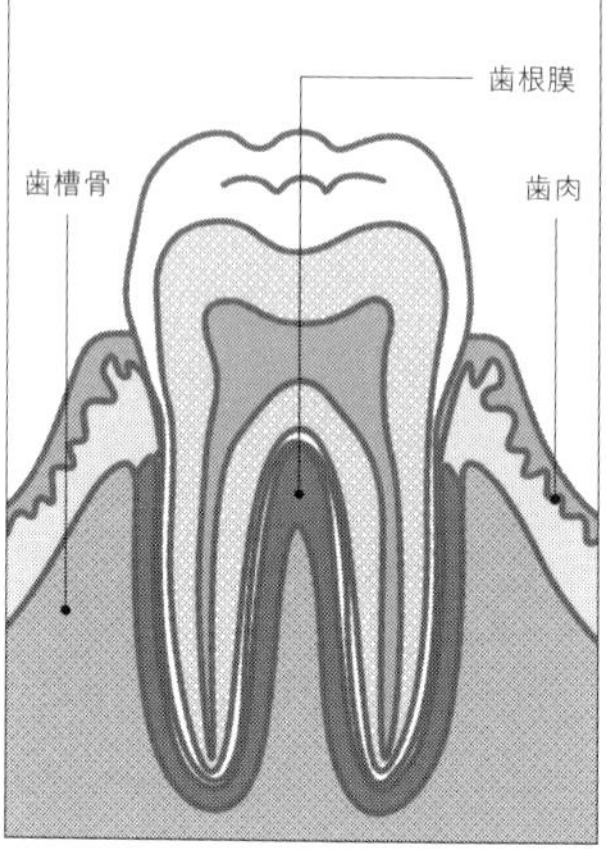

・歯肉を強くするコラーゲンを含んだ食品をとる

歯周病の兆候が見られる人に特におすすめしたいのが、コラーゲンを多く含んだ食品をとることです。

歯周病の予防では、歯根膜を健康に保つことがとても大切です。歯根膜の主成分はコラーゲン線維なので、同成分を多く含んだ食品をとることによって、歯根膜を丈夫にすることが期待できるのです。

コラーゲンは赤身の多い肉や、皮が厚い魚に多く含まれています。歯茎が気になる人は、意識的にとるようにするといいでしょう。

食生活の改善が、歯のメンテナンスになる！

歯の健康中心に〝生活〟もシフトする

歯のケアや食事だけではなく、生活習慣のなかにも、歯や口の中の健康を損ねる要因になっているものがあります。

例えば枕。あなたの枕は本当にあなたの体に合っていますか？

体に合わない高い枕を使っていると、寝ているときに顎が前に落ちて負担がかかりやすくなり、歯の噛み合わせがズレる原因になります。

もし寝起きに首や肩にこりを感じるのであれば、枕の高さが合っていない可能性があります。

最近は寝具メーカーが枕に力を入れています。実際にショップで横になった状態で、体に合った枕を選んでもらえるサービスがありますので、利用してみてください。

顎関節《がくかんせつ》に負担がかかるという点では、電車の中で居眠りをするのもやめたほうがいいでしょう。

首や肩に極端に負担がかかるような動作をすると、顎にも影響が及び、噛み合わせのズレの原因になります。

ここまで、直接的な歯のメンテナンスに加えて、食生活や生活習慣など、間接的な歯のメンテナンス方法もお伝えしてきました。歯のメンテナンスは歯磨きだけではなく、あなたの日常のいたるところに密接にかかわっていることがおわかりいただけたでしょうか。

だからこそ、もう一段レベルアップするためにおすすめしたいのが、**生活自体を歯の健康中心にシフトすることです。**簡単に言うと、**歯を健康に保つための、あなただけの「マイルール」を作って、それを生活の中に落とし込んで実行していただきたいのです。**

例えば、歯の健康を中心に考えて、「食べ物を食べたらすぐに歯を磨く」「ノンシュガー以外の飲み物を飲んだら歯を磨く」「毎日ゴマを食べる」など、自分の価値観や生活に合ったルールを自分で作り、それを実行するのです。

ここまでに紹介したことを、一気にすべて実行するというのは、おそらくハードルが高いでしょう。「すぐに汚れを落とす」「菌をコントロールする」ということをマストとして、あなたができそうなことから、ひとつひとつ加えていくのがいいのではないでしょうか。

私が特におすすめしたいルールのひとつが、「食べたらすぐ磨く」です。

これは実際に私も実行していることは前述しました。

これまで、1日3回、もしくは朝夜の2回しか歯磨きをしていなかった方が「食べ物を食べたら歯を磨く」を実践された場合、おそらく歯磨きの回数が激増して、「これはとても続けられないぞ」と思うことでしょう。そうなればしめたものです。いちいち歯磨きするのが億劫になり、自然に間食をしたり、甘い飲み物を飲んだりする回数が減っていくことでしょう。

以前、「レコーディングダイエット」というダイエット法が流行したことがありました。食べた物を全部書き出して記録するという方法で、「記録するのが面倒になり、無駄食いをしなくなって、結果的にやせる」という効果を狙ったものです。

成功者が続出してかなり話題になりましたが、私が提案する方法もこれと似たようなものです。

・いちいち歯を磨くのが面倒になる

←

・口の中に食べ物が入っている時間が少なくなる

←

・虫歯の予防になる

プラスアルファで

・無駄食いをしなくなる

といういい循環に無理なく入っていくことができるようになります。

結果として、健康な体が作られ、ダイエット効果が得られる可能性もあります。見た目にも健康にも気を配りたいビジネスパーソンには、まさにピッタリだと言えるでしょう。

ぜひ試してみてください。

常に〝歯〟の健康を意識するようにしよう

歯のメンテナンス＝最強の自己管理

生活自体を「歯の健康」中心に考えるようになると、健康のレベルもぐっと上がりますし、何より自己管理につながります。

自分で決めたマイルールを着実に実行していくことは、あなた自身に「自分は自己管理能力が高い」という意識づけをしてくれるでしょう。逆に、自分で決めたマイルールにもかかわらず守ることができない人は、それだけ自己管理能力が低いということです。**自分で一番管理しやすい自分の行動すら管理できなくて、より多くの人が絡み合うビジネス現場を管理できるはずもありません。**ぜひ、歯のメンテナンスをすることを、自己管理能力を高める鍛錬にしてください。

実際、歯のリテラシーが高い欧米諸国の人たちは、美しい口元を見て「自己管理ができる人だな」と判断します。本書の冒頭でもお話ししたように、太っていないこと、タバコを吸っていないことと並んで、口元が美しいことは自己管理能力の現れです。日本でも「喫煙者の採用はしない」という趣旨のメッセージを発している企業があるということは、先述した通りです。この裏側にはおそらく、喫煙者は「健康に留意しない生き方をしている」「自己管理能力が低い」という意味が込められているのでしょう。

喫煙は、健康のためには百害あって一利なしです。企業側は、より長く健康に働いてくれる人材を採用したいもの。そして、自分の感情や生活をコントロールできない人が、いい仕事をすると思えないという判断をしているのでしょう。

この先、美しい口元＝健康管理能力、自己管理能力、という価値観が日本でも一般的になれば、採用の条件に「美しい口元」という項目があっても、おかしくないのかもしれません。

できるビジネスパーソンは高い自己管理能力を持っています。

だからこそ歯を適切にメンテナンスすることができ、メンテナンスをすることで自己管理能力を高めているとも言えます。

マイルールを厳守することで健康と自己管理能力を手に入れよう

おわりに

歯で命を落とすことはない？

最後に、皆さんにお伝えしたいことがあります。
虫歯があっても死んだりしない。
重大な健康問題には直接的にはつながらない。
そう思っていませんか？
もしそうであれば、その認識は大きな間違いです。

＊＊＊

少しショッキングかもしれませんが、ある女性のお話をさせてください。

30代の女性です。彼女はある日、まるでハンマーで殴られかのような、猛烈な頭痛に見舞われました。

あまりの痛みに救急病院を受診。すると「アレルギー性の副鼻腔炎」と診断されました。

たしかに鼻水が多く出て、その鼻水から生臭いような、腐臭のような匂いが漂っていました。副鼻腔炎で頭痛が起こることも知っていました。症状としては副鼻腔炎と一致したため、その病院で治療を行ないました。

しかし、発生から2週間経っても症状はよくならず、頭痛も鼻水も一向に止まりませんでした。

絶対に異常事態だと判断した彼女は、あらためて耳鼻科を受診。そこで下された診断は、〝歯からくる副鼻腔炎〟でした。

過去に治療をした歯根の部分に膿《うみ》がたまり、それが気づかないうちにどんどん悪化。その膿は鼻だけでなく、なんと顔中にまで広がっており、レントゲンを撮影すると頭蓋骨のすき間、通常なら何もないはずのスペースが膿でいっぱいになっていたのです。

彼女は幼少期から歯が悪く、30代ですでに差し歯や部分入れ歯を使用しているほどでした。歯の問題、歯医者通いと常に並走してきた人生でしたが、そのレントゲン写真を見て、自分の顔の中が膿だらけになっているという現実に、慄然としたそうです。もしかすると、歯が原因で命すら脅かされるのではないか、と……。

その後、すぐに大学病院の口腔外科で問題の歯を抜歯。抜歯した箇所から生理食塩水を流し込んで、たまった膿をすべて流し出し、事なきを得ました。

彼女の場合は歯の問題が副鼻腔炎という鼻の病気として現れましたが、同様のケースで頬の肉が壊死してしまったり、眼筋までもが膿に侵されることで、眼球が飛び出てしまったりということもあります。

＊　＊　＊

もちろん、このような状況はレアケースだと思われるかもしれませんし、実際にそう多くはありません。

それでもこの話をご紹介したのは、歯が健康のために本当に重要なパーツであると再度お伝えしたかったからです。

もし、

「自分には関係ない」

「今日は疲れたから歯磨きをさぼってしまおう」

そう思う方がいるのならば、このエピソードをぜひ思い出すようにしてください。

きっと「健康のために、今日もケアをする必要がある」「歯のメンテナンスにお金や時間を投資するだけの価値がある」と思えるはずです。

歯の問題は、人生の時限爆弾

本書を著すにあたって、歯科医師としてあらためて感じたことは、ビジネスパーソンに限らず、メンテナンスされていない歯は、まさに人生の時限爆弾だということです。

当院は、患者様が国内外からインプラント治療を受診に来られる歯科医院として知られていることもあり、インプラント治療を目的として来院される方が大勢います。

インプラントを希望する患者様のなかには、「より美しい口元を目指したい」という、現状へのプラスアルファ、ステップアップを目指している方もいれば、多くの歯を失ってしまい「なんとか噛んで食事がとれるようになりたい」という、切羽詰まった状態で来院される方もいます。

ポジティブな患者様も、わらにもすがるような思いで来られる患者様も、どちらの患者様も治療後におっしゃることは共通しています。

「これまでのストレスがウソのように解決しました！」

「それまで抱えていた不安やストレスがなくなり、心が軽くなった」。ほとんどの患者様がそうおっしゃいます。

このストレスというのは、「いつか歯が問題でトラブルが起きるのでは」という不安そのものです。

例えば、歯並びが悪かったり、着色で歯が汚れていたりなど、自分の口元がコンプレックスだという人は、常に人から自分の口元はどう見られているのかを気にしているものです。

「なんだか口元をジロジロと見られている気がする」
「汚い歯だと思われたかもしれない」
「今日こそ誰かに『歯を治したら……?』と指摘されるかもしれない」

そう思いながら毎日をすごしています。まさに、自分の痛いところが、いつ誰に攻撃されるだろうとドキドキしながら生きているのです。思い切り笑いたくても、歯を見られたらと思うと口に手を当てずにはいられない。いつ爆発するかわからない、まさに時限爆弾のようなストレスを抱えているのです。

歯が悪く満足に噛めないほどの状態にある人は、心はもちろん、体にも直結する時限爆弾を抱えていると言えます。

差し歯がいつ取れるかと思うと、満足に人と食事を楽しむこともできません。

また仕事中に歯や歯茎が痛み出すかもしれない、そう思うと憂鬱で、痛み止めを持ち歩かないと不安で仕方ないでしょう。

先に紹介したような健康被害を経験した人であれば、「またあれと同じくらい、いやもっと大変なことが起きるのでは……」と思うと、毎日気が気でないでしょう。旅先で発症したら……そう考えた日には、おちおち旅行も楽しめません。

治療をされていない、適切にメンテナンスされていない歯というのは、あなたの人生を左右する時限爆弾なのです。

イメージで理想の現実を引き寄せろ

私は現役の歯科医師でありながら、ビジネス・自己啓発書籍の著者として、執筆や講演活動を日々行なっています。

そんな私だからこそぜひお伝えしたいのは、ぜひイメージの力を利用して、あなたが望む現実を引き寄せてほしい、ということです。

具体的には、毎日眠る前に、白く輝く美しい歯の自分をイメージしてください。大切なのは、漠然とではなく、具体的に場面を想像すること。例えば、商談の場で自信満々に語る場面でもいいですし、大好きな人と笑顔で語り合っている場面でもいいでしょう。そのとき、あなたの心に広がるのは、どんな感情でしょうか？　美しく整った口元が可能にする場面や、それがもたらす感情を思い浮かべながら、眠りについてください。そうすると、おのずとそんな現実を実現するために必要なものや人が引き寄せられてきます。

これまで、「潜在意識」や「引き寄せ」といった事柄にかかわっていなかった人からすると、「イメージするだけで、そんなことは起こりっこない」と思われるかもしれません。ですが、この「引き寄せ」の法則は１９００年代にイギリスやアメリカで広がり始めてから、これまで世界中の多くの人が学び、体感している現象のひとつです。

私の医院に通ってくださっている女性で、まさに私との出会いを「引き寄せた」とおっしゃっている方がいます（実は「おわりに」の冒頭のエピソードは、この女性のお話です）。

彼女は長年歯が悪く、40代になるまでさまざまな歯科医院に通っていました。ですが、なかなか「いい歯医者にめぐりあうことができなかった」と言います。

とりあえず痛いから病院に行く、無駄に削られる、無駄に抜かれる。20代になってオーストラリアに移住してからは、さらに症状も環境も悪化。日本とは違い、オーストラリアで歯科治療は保険の範囲外。一度の治療に数万円かかることはザラで、「高い」と感じて歯医者から足が遠のく。そうすると状況はさらに悪化する……。私の医院にいらっしゃった際には、10本の歯が失われた状態で、インプラントを埋める歯槽骨が1ミリしか残っていない（通常5～6ミリないと難しいと言われています）箇所もある、という状況でした。

1ミリしかない歯槽骨にインプラントを埋め込むには、高い技術と経験が必要です。でも、彼女は私と出会えた。しかもオーストラリアにいながらにして。

これがまさに「引き寄せ」でしょう。

彼女は41歳のとき、私のことを潜在意識の勉強の一環で知り、「この人に歯を治療してもらいたいな」と思ったそうです。実際に出会ったのは、彼女が44歳のとき。実は出会うその1年前に作成した「やりたいことリスト」の中に、「井上先生と会う」「井上先生にインプラント治療をしてもらう」と書いていたと言います。しかも、実際にお会いできたのは、いくつもの偶然が重なった、奇跡的なタイミングと場所でした。

その後、彼女は10本すべてをインプラントにしました。オーストラリアから日本へ通いながらの治療は大変でしたが、治療が終わった今の毎日を「とにかく幸せ」だと語っています。

それまでのコンプレックスがウソのよう、人前で口を開けて笑える幸せ、美味しいものを心おきなく食べられる幸せ、いつか何か歯に問題が起こるのでは、という不安から解放されたという幸せ……。

彼女の人生に、もう時限爆弾はありません。

美しい口元が、ビジネスパーソンを加速させる

白く整った美しい口元は、ビジネスパーソンとしてのあなたの人生を加速させます。美しい見た目で出会いを引き寄せ、バイタリティ溢れる健康な体でバリバリと仕事をこなす。本書をここまで読み進めてくださった読者の皆さんなら、きっと歯をメンテナンスすることの重要性を理解してくださっていることでしょう。

本書は、ビジネスパーソンのなかでも、特に海外でビジネスをしたい、国際的に活躍をしたいと思っている方にぜひ読んでいただきたいと思い、執筆しました。

なぜなら、私自身の経験や、海外に住む友人、知人の話を聞いていて、「日本人は歯が汚いせいで、海外でこんなに損をしている」「歯が汚い＝日本人だと思われている」ということを、嫌というほど実感していたからです。

せっかく能力が高い日本のビジネスパーソンが、歯が汚いだけで活躍できないのは、本当に残念なことです。

ぜひ、1人でも多くの方に、この事実に気がつき、歯を白く美しくメンテナンスすることで、ビジネスパーソンとしての可能性を高めていっていただけたらと願います。

実は私自身も、今まさに自分の可能性にチャレンジをしている真っ最中です。

私は歯科医として著者として、本書を著す以外にも、もっと日本の皆さんの歯に対する意識を変えることができないか、もっと社会に貢献できないかと考え続けた結果、歯科医院に最適化したマネジメントシステムの構築というミッションに至りました。

このマネジメントシステムを導入してもらうことで、全国の歯科医院全体の品質を向上させていこう、というものです。

歯科医院の品質というのは、そこに在籍する歯科医の技量に左右されがちです。ですが、歯科医師の個人的な技量にだけ依存している状態では、その歯科医師が働けなくなったとき、またその歯科医師以外が診療を行なった際に、患者様は安定した品質で治療やサービスを受けることができなくなってしまいます。

これでは、患者様に不利益が生じることはもちろん、歯科医院の経営も安定しません。

そこで、**なるべく特定の歯科医の技量に頼らずとも、安定した品質で治療やサービスを提供できるマネジメントシステムを構築・運用することで、患者様も歯科医院も、どちらも安心して治療やサービスの授受ができる状態を作っていきたいのです。**

このマネジメントシステムは、国際的な基準に則り、また第三者により定期的に審査・評価をしてもらうことを想定しています。そうすれば、このマネジメントシステムを導入している＝高品質な治療やサービスを提供している歯科医院、ということが、患者様にもひと目でわかるようになるからです。

本章で「優秀な歯科医師の条件や共通項を挙げることはとても難しい」とお話をしましたが、その判断基準のひとつにもなると考えています。

この私のチャレンジ——国際的な基準に則ったマネジメントシステムの完成と導入が実現することが、「日本に欧米と同じ、それ以上の新たな歯の文化を築く」ことの一助になると確信して、日々実現に向けて力を尽くしています。

さて、最後に本書のメッセージをまとめましょう。

できるビジネスパーソンほど、歯を大切にしています。
↓物事の本質をつかんでいるから。
できるビジネスパーソンほど、白く輝く歯を持っています。
↓見た目の重要性を理解しているから。
できるビジネスパーソンほど、歯だけでなく歯茎まで輝いています。
↓問題を先送りせず、「今」と向き合っているから。
できるビジネスパーソンほど、歯科治療に投資をしています。
↓いつでも最善の方法を選んでいるから。
できるビジネスパーソンほど、歯の自己メンテナンスに熱心です。
↓自己管理こそ最大のリスクヘッジだと気がついているから。

さあ、鏡に向かってみましょう。
ニコッと笑って、あーんと口を開けて、ご自身の歯をよく見てください。
あなたの歯は健康でしょうか、美しいでしょうか？
歯に問題があったとしても、なかったとしても。あなたが本書を閉じて、すぐにでも歯科医院の予約をしてくださったなら、本書が存在する意味があります。

ぜひ、歯を適切にメンテナンスすることでビジネスパーソンとしての日々を、そして1人の人としての人生を輝かせてください。

井上裕之（いのうえ　ひろゆき）
歯学博士、経営学博士、医療法人社団いのうえ歯科医院理事長、ニューヨーク大学アシスタントディレクター、東京医科歯科大学非常勤講師を含め国内外6大学非常勤（客員）講師、世界初のジョセフ・マーフィー・トラスト公認グランドマスター。1963年北海道生まれ。東京歯科大学大学院修了後、「医師として世界レベルの医療を提供したい」という思いのもと、ニューヨーク大学をはじめペンシルベニア大学、イエテボリ大学などで研鑽を積み、故郷の帯広で開業。その技術は国内外から高く評価されており、2018年には報道番組「未来世紀ジパング」（テレビ東京）にて、最新医療・スピード治療に全国から患者が殺到していることで取り上げられる。また、本業のかたわら、世界中の自己啓発や、経営プログラム、能力開発を徹底的に学び、ジョセフ・マーフィー博士の「潜在意識」と、経営学の権威ピーター・ドラッカー博士の「ミッション」を統合させた成功哲学を提唱。「価値ある生き方」を伝える講演家として全国から依頼があり、好評を博している。著書は累計発行部数130万部を突破。実話から生まれたデビュー作『自分で奇跡を起こす方法』（フォレスト出版）は、テレビ番組「奇跡体験!アンビリバボー」（フジテレビ）で紹介され、大きな反響を呼ぶ。ほかにも『なぜかすべてうまくいく1%の人だけが実行している45の習慣』（PHP研究所）、『悪いエネルギーは1ミリも入れない』（すばる舎）、『会話が苦手な人のためのすごい伝え方』（きずな出版）、『本物の続ける力』（WAVE出版）など、ベストセラー多数。

「歯《は》」を整《ととの》えるだけで人生《じんせい》は変《か》わる

2019年12月20日　初版発行

著　者　井上裕之
発行者　杉本淳一

発行所　株式会社 日本実業出版社　東京都新宿区市谷本村町3－29 〒162-0845
大阪市北区西天満6－8－1 〒530-0047

編集部 ☎03－3268－5651
営業部 ☎03－3268－5161　振　替　00170－1－25349
https://www.njg.co.jp/

印刷・製本／三晃印刷

この本の内容についてのお問合せは、書面かFAX（03－3268－0832）にてお願い致します。
落丁・乱丁本は、送料小社負担にて、お取り替え致します。

ISBN 978-4-534-05744-0　Printed in JAPAN